印象から始める
歩行分析

エキスパートは何を考え，どこを見ているのか？

著
盆子原秀三
了德寺大学教授・健康科学部理学療法学科

山本澄子
国際医療福祉大学大学院教授・福祉支援工学

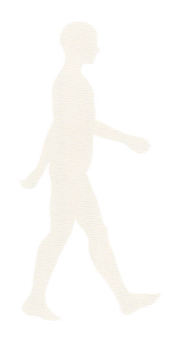

医学書院

印象から始める歩行分析
――エキスパートは何を考え，どこを見ているのか？

発　　行	2018年11月1日　第1版第1刷Ⓒ
著　　者	盆子原　秀三・山本　澄子
発行者	株式会社　医学書院
	代表取締役　金原　俊
	〒113-8719　東京都文京区本郷 1-28-23
	電話　03-3817-5600（社内案内）
印刷・製本	三美印刷

本書の複製権・翻訳権・上映権・譲渡権・貸与権・公衆送信権（送信可能化権を含む）は株式会社医学書院が保有します．

ISBN978-4-260-03590-3

本書を無断で複製する行為（複写，スキャン，デジタルデータ化など）は，「私的使用のための複製」など著作権法上の限られた例外を除き禁じられています．大学，病院，診療所，企業などにおいて，業務上使用する目的（診療，研究活動を含む）で上記の行為を行うことは，その使用範囲が内部的であっても，私的使用には該当せず，違法です．また私的使用に該当する場合であっても，代行業者等の第三者に依頼して上記の行為を行うことは違法となります．

JCOPY〈出版者著作権管理機構　委託出版物〉
本書の無断複製は著作権法上での例外を除き禁じられています．複製される場合は，そのつど事前に，出版者著作権管理機構（電話 03-3513-6969，FAX 03-3513-6979，info@jcopy.or.jp）の許諾を得てください．

序

印象から始める歩行分析とは

　観察による歩行分析とは，歩行を観察することによりその障害の部位，程度を即座に評価診断することであり，さらに治療方針へと結び付けていくことである．これはRancho Los Amigos HospitalのPerry博士らを中心にO.G.I.G(Observational Gait Instructor Group)によって体系化されたものとして知られている．一般的に臨床場面においてセラピストは，疾患名や障害の程度，社会的背景，またQOL(Quality of life)などの情報を考慮しながら動作分析を実施している．10m歩行速度や歩幅など時間や距離的な客観的データとともに，正常からの偏りの動作を観察しているわけであるが，すべての偏りが重要ではない．その中から機能形態障害へ関連付け，その偏りを起こす第一の原因を推測していくのである．その推測された原因に対する治療と歩行分析を繰り返すことにより，逸脱動作の原因をさらに明確にすることができる．つまり観察による歩行分析は，健常な歩行パターンと比較してその偏りを読み取る段階と，偏りの原因に対するいくつかの推論から問題点をさらに絞り込む段階があると考えられる．

　私は博士論文『観察による歩行分析の熟練度について』(2009年)において，国際医療福祉大学大学院福祉支援工学分野　山本澄子教授の指導のもと，理学療法の経験を10年以上有し，なおかつ日常の理学療法プロセスにおいて歩行分析の頻度が高いと自他ともに認める者を20人選び，障害のある歩行を観察してもらい，気が付いた点をカード化(相，部位，逸脱)するように指示した．その後，観察者は出されたカードをKJ法によって分析した．その結果，全体のカードの45％が全周期における印象を表すカードであった．例えば"ドタンドタンという感じ"，"かたい感じ"，"安定して

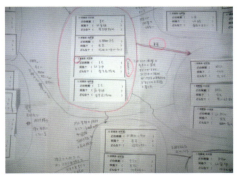

エキスパートの理学療法士がKJ法によって歩行分析を行った例の一部．
分析上重要な島(カテゴリー)と他の島とを関連付けている．

いる/していない"，"重い感じ"，"リズムがいい/一定してない"などの臨床場面で患者の動きを直接的に理学療法士が表現するような言葉であった．さらに観察者は，その印象というカード群と分析上重要視したカードとに関連付けをしていた．つまり観察の始まりは印象であり，その印象を検証するために1つひとつの逸脱した動作があり，それをトップダウン思考によって展開することが経験豊富なセラピストの特徴ではないかと考えたわけである．この全体的な印象は，過去の意識化できた記憶内容であり，特定の印象を意識するという認知の働きとともにその後の行動が規定されていく．つまり推論により列挙した問題点に対して治療を行い，その結果を得るという臨床経験の中で，特に意識化ができた内容が印象として表れているのではないかと推測する．

　一般的に観察による歩行分析の信頼性は中等度で，1人の障害のある方を多くの観察者によって分析した場合，その逸脱した動きに対する一致度は半分程度の割合である．しかしこれは人間の眼というフィルターを通して映った画像において，どの部位が正常に比較して異常なのかを識別しているにすぎない．観察者はさらにその識別したものを意味のある動きとして認識する．このことを経験によって積み上げることで，少しの変化も見逃さないという観察眼になっていくものと考える．

　本書は観察による歩行分析を基盤としているが，この分析の切り口として，全体的な印象から各相にわたる逸脱した動きとを関連付けていく過程を表している．フランスの文豪バルザックは，「歩き方は身体の表情である」と述べ，歩き方には各種の職業や生活習慣が映し出されているとしている．セラピストが単に機能的な側面だけに固守するのではなく，内面的な側面にも推察できるよう感性を磨き，より相手に寄り添った支援が行えることを願う．

　本書の出版にあたり，症例としてビデオを提供していただいた患者の皆様に最大の敬意を表したい．先達の経験知や学生諸君の気付きによって，本書の構想ができたことに感謝を申し上げます．山本澄子教授にはこのような「印象」という漠然としたタイトルにもかかわらず，多くの助言をいただき感謝に堪えません．量的研究のエビデンス思考が主流の昨今，本書を出版するためには医学書院大野様の励ましと多くのスタッフの皆様方のご尽力があったことを特にここに記します．

　最後に，執筆中に亡くなった最愛の兄にこの感動を捧げたい．

　私が理学療法士となるきっかけとなり，大きな力を与えてくれた父に感謝する．

2018年10月

盆子原　秀三

この本の活用法について

歩行を観察して分析する際に，こんなことを感じたことはないだろうか？
- 歩行のどこをどう見たらいいのか？
- 分析の糸口がみつからない
- 1つの逸脱した動きはわかったが，それが歩行全体にどう影響しているのか？
- いくつかの逸脱した動きがあるが，どれが重要なのだろうか？
- 逸脱した動きの原因はなにか？　どんな検査をすればよいのか？
- 治療的介入をして良くなっているのか？　どこを着目したらよいのかわからない
- どこが主原因で何が代償的な動きなのか？
- 熟練したセラピストはどのように観察し分析するのだろうか？

1〜4章は，これらの疑問を解決できるように，観察の切り口を歩行の機能的課題に関連付けた「印象の言葉」で説明できることを目指した．

後半（5, 6章）では，熟練した観察による歩行分析に近づくために2通りの方法を紹介している．主原因による1つの逸脱した動きは，その関節だけではなく隣接の関節や他相の動きにも影響を与える．これを一般的には代償動作というが，本書では，主原因による逸脱した動きから生じる二次的な逸脱した動きを副次的な動き（secondary）とし，意図的に機能的課題を達成するための代償的（compensatory）な動きと区別した．逸脱した動きは，観察者にはあたかも1つの塊として観察することになる．その中で主原因による逸脱した動きを絞り込むには，動きを部位別ではなく歩行相別に捉えることが必要になる．本書の第5章データ・フォームと第6章観察カードは，歩行分析での問題点の絞り込みにおける推論過程をトレーニングする有効な方法である．さらにその過程は理学療法的な介入を導き出す，いわゆる歩行観察による臨床推論（クリニカルリーズニング）を表している．

第5章　データ・フォームによる分析

歩行を観察して，どこを見たらよいのかわからない，どこがポイントなのか？, といった場合にデータ・フォームを活用することを薦める．データ・フォームには相ごとの典型的な逸脱した動きが記載されており，それも主原因によるものなのか，そうでないものなのかが区別されている．

利点
- 逸脱した動きをシートに☑するだけである
- 主原因によるものか，副次的な動き，あるいは代償的な動きなのかを判断しやすい
- 該当する相での関節の動きを**上下の隣接した関節**の1つの塊として着目することができる

第6章　観察カードによる分析

歩行を観察して逸脱した動きは理解できたものの，そのことが歩行全体においてどのように影響しているのか？　いくつかの逸脱した動きがある中でそれぞれの関連性

や重要度はどのように決定されるのかわからない，といった場合にはKJ法を応用した歩行分析を薦める．KJ法を応用した手順は，歩行を観察して**観察カード「相／部位／逸脱」**をできるだけ多くの枚数を作成したうえで，その観察カードをカテゴリー（島）に分類し，それぞれの島との関連性を結んでいく．そして，最終的に重要な観察カードを絞り込んでいく過程を紙面によって表す方法である．

利点
- 歩行相全体の中で逸脱した動きを捉えることができる
- 歩行における機能的課題をより認識することができる
- 重要な逸脱した動きをみつけ出すことができる
- 印象と逸脱した動きとの関係性を明らかにすることができる

観察カードによる分析については，「初心者（養成学校4年実習終了後）」と「エキスパート（理学療法士経験10年）」との推論過程での比較を表した．これによってエキスパートがどのように逸脱した動きに着目し，それをどのように分析していくかが記載されている．

- ■ 序 ·· iii
- ■ この本の活用法について ·· v

第1章 動きの印象　1

1. 動きの印象を表す言葉 ·· 1
2. 印象と歩行の機能的課題との関連性 ·· 3
3. 各歩行相と動きの印象 ·· 7

第2章 印象を決定する歩行のメカニズム　10

1. 歩くとは ·· 10
2. 歩行の決定要因 ·· 10
3. パッセンジャーとロコモーター ··· 16
4. ロッカーファンクション ··· 18

第3章 分析に必要な観察の視点　21

1. 観察による歩行分析に関する文献的な考察 ·· 21
2. 観察による歩行分析に影響を与える要因 ··· 22
3. 観察しやすい3つの部位 ·· 23
4. 各歩行相における機能的な意義について
　〜クリティカルイベントの動きと肢位への着目 ···································· 25

第4章 印象に影響を与える逸脱した動き　44

1. 逸脱した動きの主原因とその分析 ·· 45
    1. 荷重の受け継ぎ：初期接地での「力強い」と荷重応答期での「勢い」に影響を与える逸脱した動き ··· 45
    2. 単脚支持：立脚中期での「安定している」と立脚終期での「軽い」に影響を与える逸脱した動き ·· 52
    3. 遊脚前進：前遊脚期から遊脚初期での「滑らか」と遊脚中期の足部クリアランスによる「大きい」振出しに影響を与える逸脱した動き ········· 58
    4. 遊脚期に起こる機能的下肢長の左右差を原因とした異常歩行 ············· 64
2. 逸脱した動きのパターン化 ·· 66

第5章 データ・フォームによる分析　69

1. データ・フォームの記載のしかた ………………………………………… 69
   1. O.G.I.G 歩行分析基本データ・フォーム …………………………… 69
   2. 印象に基づく歩行分析データ・フォーム（全身様式） ……………… 70
2. データ・フォームの解釈の仕方：原因の絞り込み ……………………… 72
3. データ・フォームの活用法の実際 ………………………………………… 73
4. 症例提示 ……………………………………………………………………… 77
5. データ・フォームを使用することの利点 ………………………………… 82
6. データ・フォームを使用するうえでの留意点 …………………………… 83

第6章 観察カードによる分析　84

1. 観察カードによる歩行分析の進め方 ……………………………………… 84
2. 分析過程での初心者（学生）とエキスパートとの比較 ………………… 90
3. エキスパートの着目点 ……………………………………………………… 92
4. 観察カードの活用法の実際 ………………………………………………… 93

第7章 運動療法の立案　102

1. 歩行分析による問題点の解釈 ……………………………………………… 102
2. 運動の組み立てと導入の仕方 ……………………………………………… 104
3. 運動介入における効果判定 ………………………………………………… 108
4. 運動療法実施の際のセラピストの心得 …………………………………… 109

第8章 「印象」の理解に役立つ評価方法　111

1. 歩行の距離的／時間的パラメーター ……………………………………… 111
2. 観察による歩幅や逸脱した動きに関して標準化された評価
   バッテリー ……………………………………………………………………… 115
3. ビデオ撮影の方法について ………………………………………………… 117

付録1　演習問題 ………………………………………………………………… 121
付録2　練習用カード …………………………………………………………… 131

■ 参考文献 ………………………………………………………………………… 135
■ 索引 ……………………………………………………………………………… 137

第1章 動きの印象

1 動きの印象を表す言葉

■「きれいな歩行」とは？―和式歩行（日本人の歩行）と洋式歩行では若干異なる捉え方

　「きれいな歩行」とはどんな歩行であろうか？健康運動の実践で推奨されているウォーキングは，顎を引き，背筋を伸ばし，踵接地，大きな歩幅，腕の振りに関しては，肘を曲げ，腕を軽く振ると指導されている（宮下，他 2001）．このフォームは歩く人の元気さが伝わってくるという．「きれいな歩行」には平均的な歩行よりやや大きな腕振りがあるようである．イラストで言えば図 1-1-A のような躍動感あふれる歩行であり，どちらかと言えば西洋人の洋式歩行に類するであろう．

　Ducroquet（1975）によれば洋式の歩行は，「着地期」・「支持期／遊脚期」・「蹴り出し期」の相からなる．推進力は後方蹴り出しであり，脚の前方への振り出しよりも後ろに蹴り出すことで推進している．それによって膝をしっかり伸ばして踵から接地し，骨盤の回旋によって歩幅を増す．つまり足底屈筋群によって身体を前方に加速している．骨盤は質量が大きいので慣性力が生じ，反対方向への体幹の捻じれ，あるいは腕の振りによって制動される．石畳の上を歩くための靴は踵接地の衝撃とつま先での蹴り出しに堪えるために丈夫で，かつ柔軟性のあるものである．

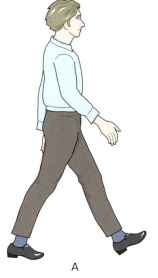
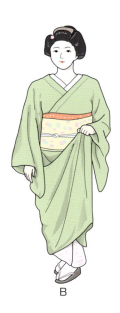

図 1-1　洋式歩行と和式歩行

それに対して日本人の歩行を和式歩行とするならば，洋式歩行とは若干異なる点がある（図1-1-B）．山根（2003）によれば，小笠原流礼法による室内歩行法では踵も爪先もつけたままの完全な"すり足"である．また立位姿勢ではやや膝を屈曲し，腰を落とした状態で体幹を鉛直にする．そこから滑るように片脚をすり足で前に踏み出し，その脚の膝を屈曲し，体幹をその膝の上に移動する．この動作が推進力となり，踏み出し駆動としている．屋外歩行では完全なすり足ではなく，すり足気味に草履の裏を見せないように，後方への蹴り出しは抑え，全面接地となる．どの歩行相においても膝は伸展していない．また体幹の回旋は最小限に抑えられている．

　日本家屋の変化や生活習慣，作法の変化により，現在の日本人の歩行は洋式化しているのかもしれない．成人式で中継される和服姿での歩行は，腕は振らないものの，踵から接地して前から草履の裏が見え，つま先で蹴り出した歩き方をしている．またハイヒールでは膝が屈曲した歩行になり，折角の長い足が蟹歩きのようになってしまう．一方で70〜80歳以降の女性の歩き方には日本人の歩き方が残っており，日本人特有の美的なセンスを固守しているようにも感じる．

　セラピストは治療において，あたかも洋式歩行風な歩容を患者に求める感が否めないが，習慣や個性による影響があり一概に当てはめることはできない．

■ 観察する対象者が表現するものは何か？

　臨床現場においてそもそも患者が表現するのは，言語表現，非言語表現，行動，態度など実に多様である．
○すべての表現の過程に，非言語的な動きが付随している．
○言語表現には，その音声的性質，間合いがある．
○非言語表現には，身振り手振りの勢いやリズムがある．
○存在しているだけで何も行為していない場合でも，どのような態度でそこにいるのかという"たたずまい"としての動きがある．

　心理学の観点では，身体の動作を「運動」，「行為」，「行動」に区別している（森岡2004）．外的にとらえられた単なる「運動（motion）」が意味をもって主体と観察者の側に現れるのは，「行為」の次元にシフトするときで，その動きは対象に向けての志向性をもつとしている．つまり「行為」とは他者への志向性をもつものとして位置づけられている．また，「行為」に並行して言葉が使用されることを指摘し，"人の「行為」は出来事として語り記憶される"と述べ，"出来事としての「行為」"を「行動」（behaviour/praxis）と名づけた．このように対象者が表現するものはさまざまな次元で機能するものであり，特に「個」にとっての他者への志向性や出来事などの内的意味合いを含むものである．

　セラピストが患者の情動や気分を知るのは，まず患者が療法室に入室してくるときの動きからではないだろうか？　患者が「痛くて辛い気分です」というとき，それは患者が意識的に知覚された体験の感情を相手に伝達したことであり，その情動的意味は「辛い気分です」を如何なる動きで伝えたか，にかかっている．セラピストはこの動きを何となく「印象」として受け取り言葉にするわけである．あるいは，言語的に伝えられた感情と，動きの「印象」が異なっているかもしれない．患者が自分の感情を言葉に

表 1-1　意気消沈歩行と幸せ歩行との比較

意気消沈歩行	幸せ歩行
・床反力（鉛直成分）の減少 ・ターミナルスタンスにおける前方推進力の減少	・強い床反力（鉛直成分） ・適切な前方推進力
・腕の交互の振りの欠落 ・直立位した体幹の喪失	・適切な腕の振り ・直立した体幹
・不適切なヒールロッカーとフォアフットロッカー ・過度のアンクルロッカー ・すべての相において過度の膝関節屈曲	・適切なヒールロッカーとフォアフットロッカー ・適切なアンクルロッカー ・股関節の正常な動き
・肩と骨盤の交互の反対の動きが減少もしくは欠落 ・身体重心が大きく左右へ動揺	・適切な肩と骨盤の交互の反対の動き ・身体重心の適切な動き

できないでいる理由があるとしたら，慎重に扱うべきである．セラピストは，患者の動きへの「印象」から，患者の感情の折りあいや，その場における周りとの関係性，あるいは患者の身体性へと関心を向けることができるのである．伝達的な動きの背後にある情動や気分は無意識ではあるが，それが身体を通して，外界，他者（セラピスト）へと伝達される．セラピストとしてそれをどう受け止めていくか？セラピスト自身の感受性にもかかわるが，むしろもともとの動作分析の始まりはこの時点と考えるべきである．

■ 意気消沈した歩行？　幸せな歩行とは？

　Kirtleyら（1985）は，悲しみと意気消沈に影響された歩行と楽しく幸せな精神状態の歩行における差は骨格モデルのアニメーションを一瞥しただけで区分けできるという．表1-1は意気消沈歩行と幸せ歩行との特徴を表したものである．意気消沈での歩行の特徴は，ケーデンス（歩数/分），歩行スピード（m/分），歩幅の著明な減少，また両脚支持期の時間の増大である．それに対して幸せな歩行は，ケーデンス，歩行スピード，歩幅は正常より増大し，両脚支持期の時間の減少であるとしている．動作と感情との正確な関係はまだ明確ではないが，その存在は多く証明されている．例えばプレスイングでの蹴り出す力，ならびにそれと関連のある床反力の前後方向成分，ストライド長と感情との関連性など多くの情報をもたらしている．

2　印象と歩行の機能的課題との関連性

　観察による歩行分析において，どれだけの情報がセラピストに入力され，判断がなされているのだろうか？
　人間の視覚情報による関節角度の識別に関しての精度はそれほど高くない．身体の関節の動きを観察して，正常から逸脱した動きを判別するには，何らかの基準線（床面，体幹の肩峰から大転子を結んだ線など）が必要である．空間の中での各関節での角度の読み取りには限界があるため，歩行を観察する際はむしろ全体的な身体の塊の

変化を印象としてとらえていると考えるべきである．

　例えば，歩行を観察していて"**重い感じ**""**滑らかでない**"などと言われると，なんとなくそういう感じがしてくる．これはいわゆる感覚入力によって，イメージが頭の中で構築されていくのではないかと考える．つまり，パターン化したものの中から着目点を構築してイメージで捉え特徴化していく．この過程が臨床における歩行分析ではないだろうか．熟練したセラピストでは各相での逸脱動作への着目よりも全体的な印象を述べることが多いのはそのためである．イメージされた特徴を意識させ，その問題の動きを観察したとき，より詳細に見えると認識するのはこのイメージが先行しているためである．

　また，静止画よりも動画のほうが人物の状況，印象や感情を推察しやすく，顔の表情，例えば「笑顔」と1つに捉えられる表情であっても，微妙な表情の動きと連続性が，感情判断などの精微な分析をする手がかりとなる（益子 2006）．

　臨床における動作分析実践において，予測，印象を明確にもつことによりトップダウン思考を展開することが可能となる点が経験豊富なセラピストの特徴であるとしている（内山 2000）．この全体的な印象がどのように形成されていくかは，過去に意識化できた記憶の内容であるとし，特定の印象を意識するという認知の働きとともにその後の行動が規定されるとしている（神宮 1996）．つまり推論により列挙した問題点に対して治療を行い，その結果を得るという臨床経験の中で，特に意識化ができた内容が印象として表れているのではないかと推測する．つまり動きを印象で捉え，なぜそのようなイメージとして捉えたのかという意図を各相での機能的課題から分析していくことが重要であると考える．

■ 歩行における機能的課題とは何か？

　歩行相にはそれぞれ特徴的な役割を有しているため，これを歩行の機能的課題と称している．ヒトは各相における機能的課題が連続的に遂行されることにより歩行を成立させている．

　月が満ちて欠けていく様（さま）を相という．歩行も一周期においてそれぞれの様を相に分け名前が付けられている．最初に地面に足がつく初期接地から歩行周期は始まる．臨床的には踵接地が望ましいが，全足底接地，外側足底接地など最初に床に接触する部分がどこなのかということは次の相に大きく影響する．歩行前半の機能的課題としては荷重に対する戦略であり，いかに衝撃に対して身体を守るかにかかっている．その意味において荷重応答期があり，衝撃を吸収した後に単脚支持での立位の安定性を確保し前方への動きを維持する．

　初期接地（イニシャルコンタクト）は足部が最初に床に接触する一瞬のことをいう．そこからタイヤが1回転するように，再び初期接地に戻る．これを一歩行周期という．一歩行周期での各相の割合を円グラフに示す（図1-2）．全体の中で最も大きな割合を占めるのは立脚中期（ミッドスタンス）である．またこの円グラフによって対側肢の相を知ることができる．例えば，右脚が荷重応答期（ローディングレスポンス）の場合の対側肢の左脚は前遊脚期（プレスイング）である．荷重という大きな負荷に対して衝撃緩衝の役割を演じている一方で，左脚は非常にリラックスした状態となってい

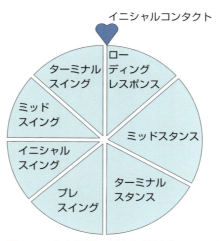

図1-2　各歩行相の割合と対側肢との関係

る．また立脚中期において重心位置を最高にして立脚安定性を確保するという役割を果たしている．一方，対側肢では足部と床との間の1cmすれすれで推進していくクリアランスという機能を遊脚中期(ミッドスイング)で演じている．さらに立脚終期(ターミナルスタンス)では前方への推進において，対側肢の遊脚終期(ターミナルスイング)では慣性の勢いで前に振り出された脚に対して制御している．このように左右脚で互いの機能的課題は逆の作用によって制御し合っている．

歩行周期は機能的な観点から3つの機能的課題に分けられる(表1-2)．
・荷重の受け継ぎ　Weight Acceptance (WA)
・単脚支持　Single Limb Support (SLS)
・遊脚前進　Swing Limb Advancement (SLA)

　荷重の受け継ぎは，初期接地と荷重応答期の相を含んでいる．これは荷重が振り出された下肢に急激に乗ったときの相である．床反力の衝撃は吸収され，また身体は安定性が維持されながら前方に進む．両足は床に接地している．
　単脚支持は，身体が安定した単脚の状態で前進している相である．荷重が中足骨骨頭に移動し，踵が床から離れる．この機能的課題は立脚中期と立脚終期を含む．
　遊脚前進は，立脚相の後期(前遊脚期)から遊脚になるための準備が始まり，その後に足部は離床する．下肢は身体の後方から前方方向に動き，次のステップに入る．遊脚下肢の振り出しには，前遊脚期，遊脚初期，遊脚中期，遊脚終期が含まれる．

■動きの印象を表す言葉としてどんなものがあるか．

　田中(2004)，小川(1989)を参考に以下に示す．
・「速さ」に関する印象：「速い―遅い」「すばやい―ゆっくり」「さっと―じわっと」「勢いよく―静かに」「機敏な―鈍重な」
・「大きさ」に関する印象：「大きい―小さい」「深い―浅い」

表1-2 印象と歩行の機能的課題との関連性

機能的課題	荷重の受け継ぎ	単脚支持	遊脚前進
機能的達成項目	・荷重の受け継ぎ ・衝撃吸収の準備 ・前方への動きの保持 ・荷重を支えつつ安定性を保証	・支持している足の前足部の上まで身体を運ぶ ・脚と体幹の安定性の確保	・床から足が離れる ・脚を前に運ぶ ・足と床との十分なクリアランスの確保 ・イニシャルコンタクトの準備
相	初期接地（イニシャルコンタクト：IC） 荷重応答期（ローディングレスポンス：LR）	立脚中期（ミッドスタンス：MSt） 立脚終期（ターミナルスタンス：TSt）	前遊脚期（プレスイング：PSw） 遊脚初期（イニシャルスイング：ISw） ・中期（ミッドスイング：MSw） ・終期（ターミナルスイング：TSw）
動きの印象を表す言葉	「力強い／弱々しい」 「勢いがある／ない」	「重たい／軽い」 「安定している／ない」	「大きい／小さい」 「滑らか／ぎこちない」

- 「力強さ」に関する印象：「力強い―弱々しい」
- 「重さ」に関する印象：「重たい―軽い」
- 「安定性」に関する印象：「安定している―不安定な」
- 「円滑さ」に関する印象：「なめらかな（スムーズな）―ぎこちない」「緩やかな―急に」「軟らかい―硬い」「繊細な―荒い」
- その他：「上品な―下品な」「活発な―不活発な」「面白い―つまらない」

また動きの調整を表す言葉として以下に示す．
- 速さ：「じわっと」「ゆっくり」「静かに」「さっと」「すばやく」「勢いよく」「急に」
- 大きさ：「十分」「深く」「大きく」「力強く」「軽く」「小さく」「浅く」
- 円滑さ：「軟らかく」「緩やかに」「滑らかに」
- その他：「ぎゅっと」

　このように動きを表象化する言葉においての類似性や相互の関連性が認められている．特に動きの「速さ」，「大きさ」，「円滑さ」を表象する情報としての言葉は限定している．さらに動きの「大きさ」を表象する言葉は，空間的な制御にかかわる情報としてのみ働くが，「速さ」を表象する言葉は，時間的情報のみならず，空間的情報として働く．また「円滑さ」を表象する言葉は，時間的情報として働く場合もある．

　金田ら（2014）によると，"動きの速さが観察者の印象評価と再現動作に与える影響"について「動きの速さは観察者が受け取る動きの大きさや力強さ，円滑さに対する印象に影響を及ぼす」と述べている．つまり，動きの速さが異なることで，観察者が受け取る動きの大きさや力強さに対する印象が変わるということであり，速さの違いは再現動作として明確に表現される．一方で大きさ，力強さの印象は再現動作に表れにくいとされている．

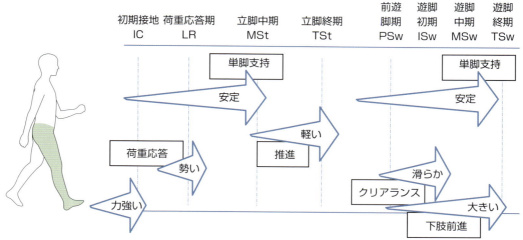

図1-3 印象とそれに該当する歩行相での着目部位

■ 印象と機能的課題をまとめると

これらの動きの印象を表す言葉と機能的課題において起こる動きの特徴を表1-2にまとめる.

印象とそれに該当する歩行相での着目部位を図1-3に表す．初期接地における踵接地での「力強い」という印象から，荷重応答期での脛骨前傾による膝屈曲による「勢い」，立脚中期での体幹の「安定」，立脚終期での股関節伸展による前方推進での「軽い」，立脚終期から前遊脚期での足関節の背屈から急激な底屈での「滑らか」，遊脚初期から遊脚終期での足関節（足趾）のクリアランスによる歩幅の確保による「大きい」という印象につながる.

3 各歩行相と動きの印象

■ 初期接地（イニシャルコンタクト initial contact：IC）

足部が床に接地した瞬間である．遊脚肢の踵が床に接地するということは，身体の自由落下を意味している．ガツンと石畳の上に踵が接地されるような「力強い」印象を生じる（図1-3）.

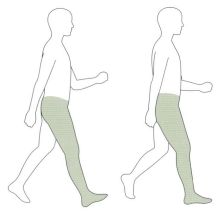

図1-4　初期接地から荷重応答期

■ 荷重応答期（ローディングレスポンス loading response：LR）

　対側からの荷重の受け継ぎでの機能的な課題は荷重応答である．身体重量の約60％が0.02秒の間で急激に下肢に荷重される．また次に身体重心の上方への加速度が急激に上昇する．それは脛骨の前傾によって「勢い」が増すことによって起こる（図1-4）．

■ 立脚中期（ミッドスタンス mid stance：MSt）

　片脚支持の相である．重心の上下での変位は4～5 cmで，重心の位置が最も高くなるのは立脚中期であり，重心の前方への加速度は，立脚中期の前半は減速し，重心が最高点より後半は加速する．典型的な片麻痺歩行のように，立脚中期で重心が高くならない状態においては重く後ろに残る印象がある．また，荷重下肢に体幹を載せるという安定性において「安定している／ない」という表現を臨床場面においても使う．「安定してない」というのは特に体幹の動揺である（図1-5）．

■ 立脚終期（ターミナルスタンス terminal stance：TSt）

　この期の機能的課題は前方への推進である．その前進が妨げられたなら「重たい」，その反対に前進が行われたなら「軽い」という表現となるであろう（図1-6）．

■ 前遊脚期（プレスイング pre-swing：PSw）

　下腿三頭筋の受動的な緊張によって，立脚終期での足関節背屈10°から底屈15°でのすばやい動きと膝伸展位から屈曲40°をもたらす．例えば片麻痺のつま先離れの逸脱から考えると，足関節と膝関節の円滑な動きを表現する言葉として「滑らか／ぎこちない」が挙げられる（図1-7）．

3 各歩行相と動きの印象　9

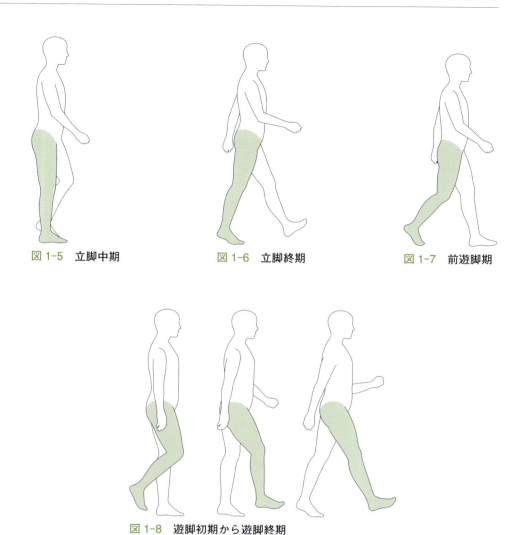

図 1-5　立脚中期　　　図 1-6　立脚終期　　　図 1-7　前遊脚期

図 1-8　遊脚初期から遊脚終期

■ 遊脚初期（イニシャルスイング initial swing：ISw），遊脚中期（ミッドスイング mid swing：MSw），遊脚終期（ターミナルスイング terminal swing：TSw）

　この期における遊脚前進という機能的課題においては，足部のクリアランスによる歩幅の確保であり，振り出しが「大きい／小さい」という動きの大きさをイメージする言葉が該当する（図 1-8）．

第2章 印象を決定する歩行のメカニズム

観察による歩行分析では，機器を用いて客観的な基準によって判断するのではなく，観察者自身の中にある健常な歩行のイメージと照らし合わせることが必要である．そのためには歩行のメカニズムでの特徴を認識することが必要である．歩行とはこういうものであるといった概念が印象に繋がる．

1 歩くとは

ヒトの歩行の源流は霊長類といえる．しかし，霊長類の歩運びは平面と違い樹上生活で鍛えられたものであり，地上を歩く際は膝や腰がかなり曲がり，両膝は開き，足底の外側を地につけて歩く．横ゆれが著しく，長距離歩行に向かない．

二本足で歩くヒトの歩みは，この霊長類の歩運びを進化させたものであり，腰や膝は伸び，両膝はあい近寄り，また強固に連結した足の小骨のアーチをばねとして，円滑かつ効率的に歩を進めるので，長距離歩行に適する（日本大百科全書より）．

さらに日本人と西洋人とでは歩き方が異なる．日本人の日常着が着物から洋式へと代わり，椅子やテーブルの普及により畳の生活での習慣が失われると，洋服の似合う「まっすぐな脚」が美の社会的基準となる（矢田部 2011）．

このように二足歩行の獲得は本能と学習によって進化してきたものである．日々の生活が学習環境であるとしたら，二足歩行においても個々の特徴が表れても不思議ではない．しかしほとんどの人には合理的で効率的な機能が備わっている．おおまかにヒトの歩き方は類似しており角度変化における個人差は少ない．この効率的な動き，いわゆる必要なエネルギーを最小限にして関節の動きや筋活動を制御している．

2 歩行の決定要因

効率のよい歩き方については Saunders ら（1953）が定義した歩行の決定要因が知られている．これは**コンパスゲイト**といわれるもので，ヒトの歩行とコンパスゲイトを比べ，重心の移動の違いから省エネの役割を果たしている機能を明らかにした研究である．図 2-1 の点線が示すように，コンパスゲイトでは急激な方向転換を要するが，健常歩行では滑らかな身体重心移動の軌跡を示す（図 2-2）．後方から見ると，上下に起伏して左右に変位している（図 2-3）．この身体重心移動における軌道のイメージは印象に影響を与える．観察での「**重たい感じ**」「**動きがぎこちない**」など印象としての言葉は，重心の上下，側方の動きや速度の変化からのイメージからのものであることが多い．

2 歩行の決定要因　11

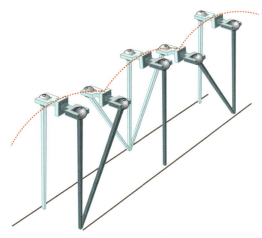

図 2-1　コンパスゲイトでの重心の移動
ヒトの歩行をコンパスでたとえると点線で表わされた重心は急な方向転換を要する．

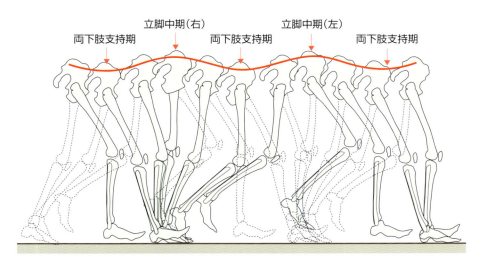

図 2-2　健常歩行での重心の移動
（矢状面）立脚中期に最高点に達し，両脚支持期に最低点となる．コンパスゲイトと比べると重心の移動は滑らかであると同時に頭部・体幹の安定性につながる．

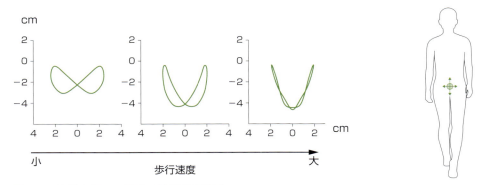

図 2-3　健常歩行での重心の移動（前額面）
重心移動の軌跡はまるでハチが飛んでいるようである．歩行速度を上げると横よりも縦の移動の変化が著しい．

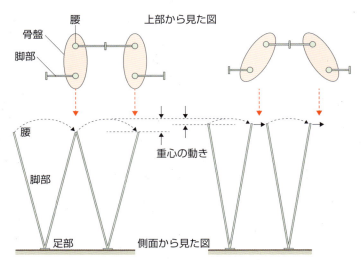

図 2-4　骨盤の水平回旋
左図は骨盤の水平回旋がない場合，右図の回旋がある場合は矢印の重心の下降が小さい．

　身体重心の高さが一定で真っ直ぐに運ぶことができればエネルギー消費は少なくて済む．しかし，2足歩行では難しく，一歩行周期中に2回のエネルギーを必要とする時期がある．
　エネルギー消費の観点から重心動揺を軽減するためのメカニズムを解析すると，次の決定要因が導き出されている．
1）水平面における骨盤の回旋
2）反対側の骨盤の側方傾斜
3）立脚相における膝関節屈曲
4）足関節と膝関節の協調運動メカニクス
5）骨盤の側方移動と膝関節の生理的外反位
　ヒトの歩行においては，それぞれの要因で観察時の印象に影響をあたえている．

1）水平面における骨盤の回旋

　骨盤が水平回旋することで，身体重心の下降が抑えられる（図2-4）．また股関節の伸展，屈曲をスムーズに行うことができる．同じ歩幅でも骨盤が回旋することで重心の位置は高くなる．つまり両脚支持期では重心が低くなるので，骨盤の回旋によって下降を防ぐことになる．骨盤の回旋は体幹の捻じれに影響し，「滑らかさ」「軟らかさ」を生む．つまり女性的であり，反対にこの捻じれがないと体幹や骨盤の分節的な動きが見られず，「硬さ」といった男性的な感じとなる．またこの水平回旋は歩幅の増大に関与する．
　骨盤の水平面上での前方後方回旋は前額面からでは観察できない．矢状面からの肩峰と大転子との相対的な位置によって確認できる（図2-5）．

2）反対側の骨盤の側方傾斜

　片脚立位では重心が上昇し最高位に達する．そのとき骨盤が遊脚側へ傾斜すること

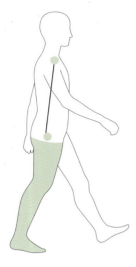

図 2-5　体幹と骨盤の捻じれ
観察の仕方には関節の角度変化，着目部位（骨標点）の移動距離，着目部位の相対的な関係，などがある．体幹と骨盤との捻じれは肩甲帯と骨盤帯との相対的な位置の動きを観察することで確認することができる．

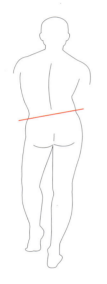

図 2-6　骨盤の側方傾斜
下降する部位があれば上昇する部位がある．右の肩甲帯が下がれば骨盤帯が上がる．なるべく重心の上下左右方向の変動を小さくしようと調節をしている．

で，身体重心が相対的に下り上昇を抑えることになる．骨盤の傾斜側の下肢は遊脚となり相対的に長くなるため，床面をクリアするには膝屈曲を要する．骨盤は体幹の土台であり，そのための体幹の側方傾斜における「安定している／ない」という安定性に関する印象を生じる（図 2-6）．

3) 立脚相における膝関節屈曲／4) 足関節と膝関節の協調運動メカニクス

下肢の長さを調整することによる身体重心の高さの維持といえる（図 2-7）．また遊脚前期でのつま先や初期接地での踵接地の状態によっても身体重心の高さに影響を与える．立脚中期では膝が伸展するとともに重心が上昇するが，足関節の背屈により重心の上昇を抑える．重心の上下移動を変動しないように下肢の長さを調整するには，足関節と膝関節の協調した運動が必要である．立脚中期では下肢の長さを必要とせず膝関節屈曲，足関節背屈位で高さを調整している．初期接地や立脚終期には膝関節伸展位で足関節背屈位であるが，荷重応答期や遊脚前期では足関節底屈位となり膝関節

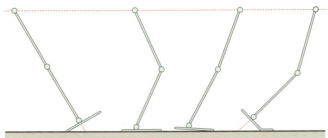

図 2-7 足関節と膝関節の協調運動

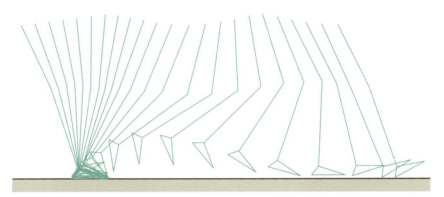

図 2-8 足部の滑らかな軌道

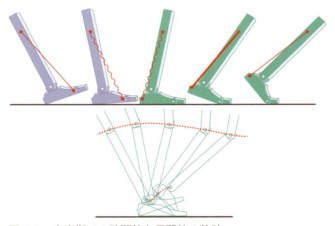

図 2-9 立脚期での膝関節と足関節の軌跡

屈曲によって長さを調整している．足関節と膝関節との協調した動きであり，「滑らかさ」「円滑さ」という印象を生じる．特に立脚期後半での足関節背屈から急激な底屈，そしてつま先からの離床は「滑らかさ」が必要になる（図 2-8）．また立脚期での膝関節の軌跡（図 2-9）は，踵接地から脛骨が鉛直位に達するまで上昇し，その後は滑らかで

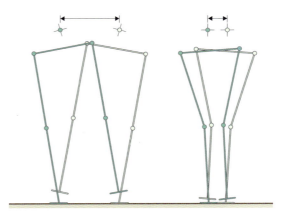

図 2-10　膝関節の生理的外反位
左図の大腿と下腿が直線の場合と比べて，右図は，大腿と下腿での外反位によって重心の側方での移動距離は小さくなる．

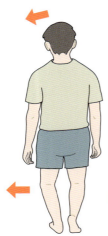

図 2-11　変形性膝関節症における歩行の特徴
左下肢の荷重応答期から立脚中期にかけて，体幹が患側に側屈するように倒れる．これによって身体重心を左側へ移動することで膝関節内側にかかる負荷が減少する．

平らになる．立脚初期での脛骨の前方への傾きの動きによって膝関節が前方に移動し，その上に骨盤，体幹が載ることで，「勢い」という印象を与える．

5）骨盤の側方移動と膝関節の生理的外反位

　膝の生理的外反位によって，真っ直ぐな状態よりも左右の重心の移動距離が少なくてすみ，側方の動揺を抑えている．そのため，膝関節においては内側コンパートメントでの安定性が重要である．生理的外反があることで，重心の側方移動距離を少なくし体幹の側方での安定性に関与している（図 2-10）．変形性膝関節症では膝内反変形による疼痛により，膝と体幹の側方への動揺をきたし，「安定していない」印象を与える（図 2-11）．

■まとめ

「1) 水平面における骨盤の回旋」は歩幅の増大に関与し，「2) 反対側の骨盤の傾斜」，「3) 立脚相における膝関節屈曲」は衝撃吸収の役割を果たしているとしている．エネルギー消費の観点からというより，これらの動きから「滑らかさ」「円滑さ」という印象を与える．しかし，視覚から得られる情報として骨盤の動きは観察しづらいため，歩行中に後ろから骨盤を触診しながらその動きを確認していくしかない．膝関節の動きは相に限定されるが膝部，足部の露出が可能であるなら観察は可能である．

3 パッセンジャーとロコモーター

歩行とはA点からB点までの移動様式を示す．機関車が下肢で，機関車に乗っている人が頭部・体幹とすれば，機関車はレールがガタガタでもこの乗客を振り落とさないように慎重に運転しなければならない (図2-12)．

Elfman (1954) は，このような考え方を，「ロコモーターの概念」としている (図2-13)．両下肢であるロコモーター (機関車) は，頭部体幹であるパッセンジャー (乗客) を安定した状態で運んでいる．しかし，重心は床から身長の55％の位置にあり，重心位置をあまり変動しないように二足を交互に振り出すのは容易でないことは想像できる．

図2-13は立脚終期であるが，後ろ足の基底面よりも重心が前方に飛び出しているのがわかる．重心が前方に出て下肢が後追いをすることをトレイリングリム (Trailing Limb) というが，"身体が倒れかけて持ち直す"ことを繰り返しているといえる．歩行中は，必要な筋群が必要な量だけタイミング良く働いているということである．このことを考慮すると，観察時のポイントとして，「体幹の動揺が前後なのか？，左右なのか？」を認識することで問題点を意識することができる．つまり体幹の左右の動揺であれば，股関節の内外側，足部での内外側の問題，一方体幹の前後の動揺であれば，腰部から殿部，大腿前面，あるいは下腿後面の筋群の問題が推測される．体幹が大きく傾く現象は非常に観察しやすい (図2-14)．

歩行は一定の前進速度で行われているように見えるが，実際には歩行相ごとにわずかに加速と減速を繰り返している．支持下肢が身体重心の前にある場合は速度が遅くなり，支持下肢が身体重心の後ろにあるときは速度が増す．身体重心が支持下肢を越える立脚中期に歩行速度が最も遅く，両脚支持期に最も速くなる．また歩行中の前方への加速度は仙骨部で最も大きく，頭部が最も小さくなる (Perry)．重要なことは頭部にいくほど加速度の変化の影響が少ないということである．

3 パッセンジャーとロコモーター　17

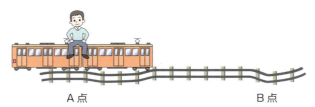

A点　　　　　　　　　B点
図2-12　乗客（パッセンジャー）と機関車（ロコモーター）

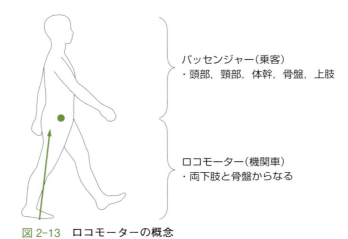

パッセンジャー（乗客）
・頭部，頸部，体幹，骨盤，上肢

ロコモーター（機関車）
・両下肢と骨盤からなる

図2-13　ロコモーターの概念

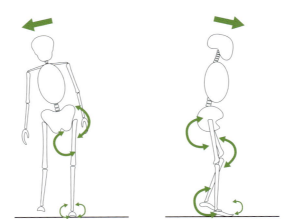

前額面：左右の動揺　　　矢状面：前後の動揺
図2-14　体幹の左右，前後の動揺

　ロコモーター（機関車）によって，ヒトが歩行する際に重要となる以下の4つの機能が効率よく実現されている．
・**移動**：駆動力
・**立脚安定性**
・**衝撃緩衝**

・省エネルギー

移動とは頭部・体幹（パッセンジャー）を前方に運ぶことである．ロコモーターは**駆動源**である．

ロコモーターである下肢骨は長管骨で関節端は丸く，決して安定性に貢献していない．そのため靱帯や筋肉によって**立脚安定性**が確保されている．

二足歩行において振り出された遊脚肢が再び床に着地する際に床上1cmから身体が落下するが，身体重量の60%が0.02秒の短い時間で急激に脚に荷重される．立位姿勢で両踵を挙げたところから，急に力を抜いて踵が落下したときに感じる一瞬の衝撃も同様であるが，そのような衝撃に対して緩衝する機能を身体は有している．また，二足歩行では地面から離れていた足が床に落下したときの衝撃が頭部や体幹に影響しないように各部位で緩衝作用が働いている．

移動手段としてのヒトの歩行を達成するためには，常に効率のよい歩行パターンを産出するための体節の動きが必要となる．

4 ロッカーファンクション

Perry（1992）が提唱したロッカーファンクションは，ロッキングチェアに見立てられ"揺りこのメカニズム"とよばれる（図2-15）．ロッカー（rocker）とは揺り子，揺り軸のことで，ロッキングチェアの場合，脚は弓形になっており**床と接しているのは左右の2点**である．スキーやスノーボードにもロッカー機能というのがあり，板の回転性が良く簡単に方向をずらして曲がることができるため，脚力に自信がない子供たちにも適している．

この弧の形状が床に接する踵骨の丸い部分（図2-16）に似ている．この部分を支点に転がるように前に移動していくことによって，下に加えられた力が前方へ変換され，前に押し出す力が生じる．これは3つの軸が変化していくことで構成されている（図2-17）．

■ ヒールロッカー（First rocker, Heel pivot）

初期接地から始まる．初期接地では体重を前方の下肢に移動させるために，踵が床に接地前に1cm自由落下するという過酷な現象である．この衝撃的なスパイク波形（一般に"heel transient"とよばれている）を生じ，その大きさは歩行周期が始まる1〜2%の時期に，体重の50〜125%が集中する．その衝撃においては「**力強さ**」と，それに伴って急激に下腿が前に傾くという「**勢い**」という印象を感じる（図2-18）．

初期接地から荷重応答期では踵を支点として回転するが，踵の形状と足背屈筋の遠心性収縮によって回転が制御されている．踵の形状による回転は関節運動ではないので，歩行の速さに対しての軌道修正が難しく，対応できるとすれば背屈角度の修正や補高によって可能である．

4 ロッカーファンクション　19

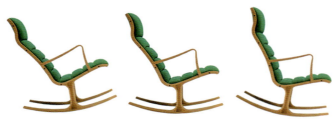

図 2-15　ロッキングチェアの動き

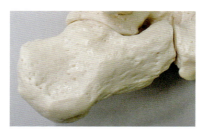

図 2-16　踵骨の形状

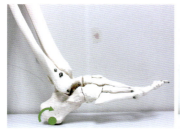
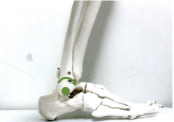
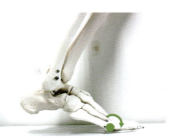

ヒールロッカー　　　　アンクルロッカー　　　　フォアフットロッカー

図 2-17　ロッカーファンクションの3つの軸

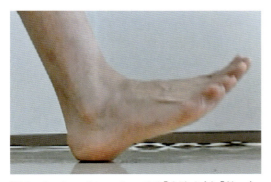

図 2-18　ヒールロッカーでの「力強さ」と「勢い」

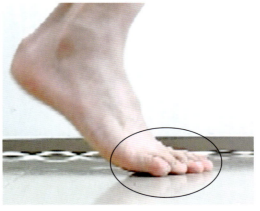

図 2-19　フォアフットロッカーの前足部での「滑らかさ」

■ アンクルロッカー（Second rocker, Mid stance rocker）

　立脚中期で足関節を支点として回転する．前半となる，いわゆる下腿が鉛直になるまでの間は，重心を高い位置に持ち上げるために大腿四頭筋，殿筋を主にした膝伸展作用が生じる．後半となる，いわゆる下腿が前方へ傾くと前に回転する作用にブレーキがかかるまでは，ヒラメ筋，腓腹筋による遠心性収縮が起こる．

■ フォアフットロッカー（Third rocker, Forefoot rocker）

　立脚終期で中足骨頭を支点に回転する．下腿三頭筋が強力に活動することによって，対側の歩幅をかせぐことになる（図2-19）．

■ まとめ

　歩行速度を速くすると，このロッカーファンクションの各相はどのように変化するのだろうか．

　全体の割合からすれば，アンクルロッカーの割合が高くなり，ヒールロッカーとフォアフットロッカーの割合は低下する．これは両脚支持期が短くなるためである．

　足部，下腿のみに着目すれば，タイミングの良い円滑な回転軸の移動によってロッカーファンクションが生じていると考えればアンクルロッカーは歩行において，究極のロッカーファンクションといえる．踵部が床へドンと落下することから始まり，前方への加速度，勢いが増し，足部は底屈から背屈，再び底屈の動きを引き起こし，動きとして「滑らかさ」という印象を生み出す．

第3章 分析に必要な観察の視点

1 観察による歩行分析に関する文献的な考察

　視覚的な手段によって動作を観察することは非常に難しい．それは急激な動きを認識するための視覚能力には限界があるためである．ヒトの眼が動いているものを識別する能力を客観的に比較する尺度の1つに「臨界フリッカー融合頻度」(critical flicker-fusion frequency：CFF)がある．点滅する光を見ていると，点滅が速くなればなるほど繋がって見える(点灯状態)ようになる．一般的にヒトが把握できるのは1秒間に60回の点滅が限度で，それを60 Hzと表す．つまり，歩行速度が速くなれば，その動きとして表われる関節角度の変化を読み取ることは困難になるといえる．

　歩行の観察は矢状面がよいとされているが，実際には前額面での観察が全体の観察時間の85%を占めるという．また，歩行観察のスペースが狭いと矢状面による分析自体が難しく，前額面でも各関節の角度の変化は読み取りづらい．

　観察による歩行分析の文献数は非常に限られている(表3-1)．Krebsら(1985)は，15名の小児疾患の歩行をビデオ撮影し，3名のPTがそのビデオを観察し，3-ポイントスケール(異常あり，やや異常，正常)によって判定するように指示した．その結果，観察者間で29%の差異があり，1か月後の再評価においても観察者内の相関は0.60であった．この文献はいわゆる信頼性に関しての研究である．

　Salehら(1985)は義足のアライメントにおける観察による歩行分析の正確性について，床反力の波形との一致率について報告している．これによるとアライメントの偏りの22%しか観察できていないという結果であった．

　日本においても宮崎ら(1984)は，実際の運動療法室にて48名の片麻痺患者の歩行を観察した結果，観察者間での相関は0.28～0.63の値であったとの報告がある．

　Mcginleyら(2003)は観察者の信頼性について，片麻痺歩行のビデオによる観察と三次元動作解析との一致率を報告した．その結果，足部でのpush-offと足部パワー

表3-1　観察による歩行分析に関する文献

	対象疾患	分析法	結果
・Krebs 1985	小児疾患	ビデオ	観察者内相関 r = 0.60 観察者間で29% 異なる
・Saleh 1985	義足使用者	床反力計・ビデオ	アライメントの偏り 22%が一致
・Miyazaki 1984	片麻痺	床反力計・ライブ	観察者間 r = 0.28～0.63
・Mcginley 2003	片麻痺	三次元解析ビデオ	視覚的観察 push-off と 足部パワー値 r = 0.84

値とに 0.84 という高い相関が認められ，これにより基本的な観察能力には PT の臨床経験の差が影響しないと結論付けている．しかし，この研究ではビデオでの観察時間が無制限で，停止，スロー機能を使用していたこと，また足部での push-off という比較的観察しやすい場面であったことなど，実際の観察の状況とはかけ離れた条件であったといえる．

これらの文献を考察すると，観察による歩行分析の論点は，①観察者自身の信頼性と正確性，②逸脱した動作を記録するチェックシートの妥当性という 2 つが導き出される．なお，これまでに観察による歩行分析を行って実際に原因の絞り込みについて言及した文献は少ない．

2 観察による歩行分析に影響を与える要因

視覚による歩行分析の信頼性，正確性は一般的に中等度とされている．分析に影響を与える要因を表に示す(表 3-2)．一般的には観察環境と対象者，ならびに観察者との 3 つの要因があるが，逆に，分析に影響する要因を配慮することで多様性のある評価を行うことができる．

■ 環境に関する要因

歩行路の長さ／幅，地面の状態，ADL の場面などが影響する．特に運動療法室内での観察と生活の場での観察を比較することにより問題点を明確にできる．例えば，平地歩行においては立脚相初期における体幹の前方動揺が少なくても，坂道での下りにおいては著明に出現するため，逸脱した動きをより明らかに観察することが可能となる．

■ 観察の対象者

被観察者の疾患や，障害の程度，補装具の有無，歩行速度などが影響する．実際には服装，靴，また肥満・痩せ型，精神的な緊張度や疲労なども影響を与える．特に靴底の減り方や靴音，また荷重痛による身体部位は床反力からの影響について推測する

表 3-2　観察による歩行分析の信頼性，正確性に影響を与える要因

1. 環境に関する要因 　　歩行路の長さ／幅，地面の状態また生活場面 2. 観察の対象者 　　疾患(障害程度)，補装具の利用，歩行速度 　　服装，靴，肥満・痩せ型 　　精神的な緊張度合い，疲労など 3. 観察者 　　観察者の立ち位置，見る高さや方向 　　健常歩行に関する知識，代償動作の解釈 　　治療前後の観察の経験など

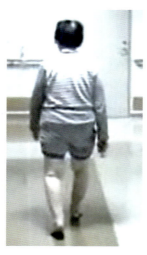

図 3-1　観察に適した着衣
上着をズボンに入れウエストのラインを両上前腸骨棘に合わせる．また両膝部は露出する．了解を得て可能な限り露出したほうがよい．

材料になる．
　被観察者が，丈の長いパジャマ，だぶだぶのズボン，スリッパなどを着用していると，骨盤の動きや膝の動きを正確に判断することは困難である．また，被観察者の上着をズボンに入れ両上前腸骨棘の高さにそろえる，なるべく両膝が見えるようにまくり上げるなどの配慮もよりよい観察に必要であり，事前に了承を得て可能な限り下腿部を露出したほうがよい(図 3-1)．また，履物によっても歩行は変化するので，サンダル，運動靴，革靴，ヒールといった種類を記載しておく．

■ 観察者

　観察者の立ち位置，つまり見る方向や高さによって，視覚による情報収集に大きく影響する．例えば背が高い観察者であれば高い位置からの初期接地での踵接地はわかりづらい．被観察者の身体重心の高さに腰を下げて観察することが必要である．同様に斜めからでは，立脚終期での股関節伸展を十分に観察することができない．そのほか，観察者の健常歩行に関する知識，代償動作の解釈，臨床的な経験なども分析に影響を与える．

3　観察しやすい３つの部位

　一般的に健常歩行パターンに含まれている要素として，
①頭部は正中位
②両肩は同じ高さ
③体幹は床に対して垂直である
歩行中の大きな動きとして，
④両腕を交互に同じ振幅で振る
⑤歩幅は同じ長さで連続的である

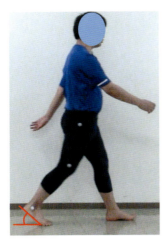
図 3-2　右下肢の前遊脚期における床と足底面との角度

⑥身体は同じ歩調で上下に揺れる

われわれ理学療法士は，これらを全体的なイメージとして観察しているが，個々において各歩行相での観察ポイントは異っている．

Winter(1985)は，歩行相での観察のポイントについて3つの部位を挙げている．
①アンクル・プッシュオフ ankle push-off
②遊脚期と立脚期との膝関節角度
③立脚終期での大腿部と体幹がなす角度

いずれも矢状面からの観察であるが，①は前額面での後方から観察したほうがわかりやすい．この3つの中で観察しやすいのは①と③であり，①は床の水平線，③は体幹の軸が鉛直線として基準となるため，角度の変位が観察しやすい．しかし，②の膝関節の角度の把握は難しく，特に遊脚初期での膝屈曲角度は歩行速度が上がるにつれて観察しにくくなる．

アンクル・プッシュオフは前遊脚期であり，歩行周期の50％にあたる．この相において，中足趾節関節が最大伸展した時点の足関節底屈角度を足底と床面がなす角度として観察する(図3-2)．

足関節の動きは立脚終期から前遊脚期にかけて瞬間的に背屈位から底屈位になる．これは活発で急速な底屈モーメントによって起こる．歩行における機能的課題である衝撃吸収から立脚安定の役割を十分に果たした後で，残存的な動きとして前遊脚期が表れる．この役割を十分に行えない場合には不完全な形で前遊脚期が表れる．Perry(1992)はこの相をロールオフといい，Winter(1983)はpush-offとして強調している．

股関節伸展角度を確認できる立脚終期は歩行周期の31～50％にあたる(図3-3)．この相において，反対肢の初期接地直前における観察肢の股関節伸展角度を観察する．立脚終期はまだ単脚支持期であり，股関節はニュートラル・ゼロ・ポジションから20°まで伸展する．この股関節の動きは歩幅とそれに伴う歩行速度に影響を与えている．また，股関節伸展の動きには，骨盤の回旋と腰椎前弯を伴う．

立脚相での膝屈曲角度は初期接地での5°屈曲にはじまり，荷重応答期での15°屈曲になり，立脚中期から立脚終期には5°屈曲となる．可動域としては5～15°と大きい

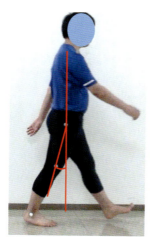

図 3-3　股伸展角度
右下肢の立脚終期での体幹と大腿骨長軸とのなす角度.

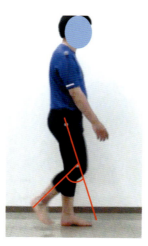

図 3-4　右下肢の遊脚初期での膝屈曲角度

のでわかりやすいが，遊脚相では基準となる線がなくて観察しにくい．遊脚初期は歩行周期の 62〜75% にあたる（図 3-4）．この相において観察肢の離床直後の膝関節屈曲角度を観察するわけであるが，股関節屈曲筋群による能動的な大腿の前方への動きと下腿に生じる慣性力が相まって膝伸展トルクが生じる．歩行速度が速くなると膝関節の角速度が増加するので，視覚によって正確に角度を読み取ることは困難である．視覚的に水平線，鉛直線などの基準となる線がないために観察しにくい．

4　各歩行相における機能的な意義について〜クリティカルイベントの動きと肢位への着目

　クリティカルイベントとは，機能的課題の成果に貢献するための動きや肢位である．このクリティカルイベントの達成度は印象に影響を与える．「勢いがある」「重い」などの印象の言葉は，各歩行相におけるクリティカルイベントの完成度から生じている．

一歩行周期は，踵接地から次の対側の踵接地までとして定義される．歩行周期を区分けする最も一般的な方法は，立脚相と遊脚相に分けることである．立脚相は下肢が床に接触している全期間であり，遊脚相は下肢が床から離れるときから始まる．観察による歩行分析を容易にするために，歩行周期は8つの相に区分されている．それらすべての相は以下の3つの役割，いわゆる機能的課題を果たす．

■ 機能的課題：荷重の受け継ぎ

初期接地 Initial Contact（IC）：足部が床に接地した瞬間
荷重応答期 Loading Response（LR）：荷重が急激に対側の振り出された下肢に移動する．両脚支持の初期である．

■ 機能的課題：単脚支持

立脚中期 Mid Stance（MSt）：身体は安定した単脚の相となる．
立脚終期 Terminal Stance（TSt）：立脚の相が持続する．身体は下肢の前方へ動き，前足部に荷重が移る．

■ 機能的課題：遊脚前進

前遊脚期 Pre-Swing（PSw）：対側下肢への荷重が移動するとともに，急激に下肢への荷重が軽減する．2回目の両脚支持期となる．
遊脚初期 Initial Swing（ISw）：足部が床から離れるとともに大腿が前に進む．
遊脚中期 Mid Swing（MSw）：大腿は膝が伸びるとともに前に進み続ける．足部が床の上を通過する．
遊脚終期 Terminal Swing（TSw）：膝が伸びる．下肢は初期接地としての床への接地に備える．

　歩行中の特定な関節の肢位や動きは機能的課題の成果によってもたらされ，これらの肢位や動きはクリティカルイベントとよばれる．それぞれの歩行相は矢状面からみた足，膝，股関節において1つかそれ以上のクリティカルイベントをもつ．各相での足，膝，股関節の動きは機能的課題に応じたクリティカルイベントに最も依存するため，印象から始める歩行分析の着目点になる．
　以下，歩行周期8つの相において，足関節，膝関節，股関節などを，それぞれ①関節可動域，②関節トルク，③筋活動，④機能的意義という4つの項目で評価する．

1）機能的課題：荷重の受け継ぎ

印象「力強い／弱々しい」「勢いがある／ない」
・歩行相において最も重要な課題
・衝撃吸収，初期の下肢の安定性，前進の維持が必要
・不安定な状況下の下肢にすばやく荷重が移行する
荷重の受け継ぎは，初期接地と荷重応答期に該当する．

■ 初期接地　Initial Contact：IC イニシャル・コンタクト（図3-5）

Heel First Contact，First Rocker，Heel Rocker ともいう．

観察肢（右脚の場合）

▶矢状面
- 頭と体幹は床に対して垂直位
- 右腕は身体の中心線より後方にあり，肘は伸展，左腕は身体の中心線より前方へ，かつ肘は軽く屈曲
- 骨盤は軽く右側が前方へ水平回旋
- 右膝はわずかな屈曲あるいは伸展位
- 右足部は下腿に対してほぼ直角位

▶前額面
- 頭と体幹は正中位
- 両腕は身体から同じ程度，離して振る
- 右下肢は骨盤に対して垂直位をとる
- 右足関節はニュートラル・ゼロ・ポジションないし軽度の内反
- 前足部の足底面を前から観察することができる

　初期接地とは，遊脚した脚が最初に床に接地する瞬間のことをいう．次の衝撃吸収の準備段階である．新たな前方への基底面において体幹の急激な屈曲，いわゆるジャックナイフ現象が起こる．これに対して骨盤の前傾防止のために股関節伸展トルク（内的トルク）が生じる．

　前額面では距骨下関節は回外位である．

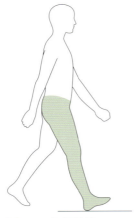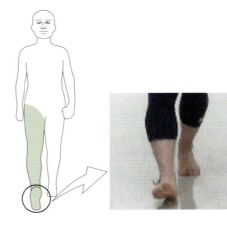

図3-5　初期接地
観察ポイント：前から足底が観察できる

▶初期接地：クリティカルイベント 最初に踵から接地

	関節可動域	関節トルク	筋活動	機能的意義
足関節	足関節は0°ニュートラル	足関節中心後方での床接地は**足背屈トルク**を生じる．	前脛骨筋や長母趾伸筋が荷重応答に対する足の肢位を維持する．	足部は荷重応答でのヒールロッカー機能のために正確に位置決めされる．
膝関節	視覚的に膝関節はニュートラル(0°)にみえるが，計測上は5°屈曲位である．	軽度**屈曲トルク**が発生する(図3-6)．	大腿四頭筋は荷重応答期の準備として活動する．ハムストリングスは外的な膝伸展トルクに対抗するように軽度活動する(図3-6)．	初期接地の瞬間に**屈曲トルク**は膝を安定化する．
股関節と骨盤	遊脚終期に達した股関節屈曲20°は維持される．骨盤は水平面で5°前方回旋である．	急激で強い**伸展トルク**が始まる．	すべての股関節伸展筋が荷重応答期での大腿の安定性のために活動する．主要な筋は大殿筋と大内転筋である．半膜様筋と大腿二頭筋長頭の活動は減少する．	股関節と骨盤は歩幅を確保した肢位となる．

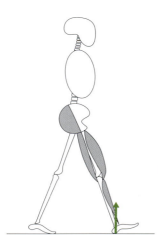

図3-6 初期接地での床反力ベクトル
床反力ベクトルは股関節と膝関節の前方，足関節の後方を通る．膝関節は伸展位で，床反力ベクトルで生じた外的な膝伸展トルクは，ヒールロッカーでの屈曲作用に対抗してハムストリングスの筋活動によって膝関節は安定する．

■ 荷重応答期　Loading Response：LR ローディングレスポンス（図 3-7）

First Rocker，Heel Rocker ともいう．
観察肢（右脚の場合）
▶ 矢状面
・頭と体幹は床に対して垂直位
・右腕は身体のほぼ中心線，肘は伸展，左腕も身体の中心線，かつ肘は伸展
・骨盤は軽く右側前方へ水平回旋
・右膝は屈曲位
・右足部は底屈位
▶ 前額面
・頭と体幹は正中位
・両腕は身体から同じ程度，離して振る
・骨盤は左側でわずかな下降

　荷重応答期とは，初期接地から反対側の脚が床から離れる瞬間までをいう．衝撃吸収によって荷重を支えつつ安定性を保証し，前方への動きを誘導している．前方への推進力を増大させているのはヒールロッカー機能であり，それに伴って下腿の前傾により膝が屈曲していき大腿四頭筋の遠心性収縮，ハムストリングスの同時収縮によって衝撃が吸収される．
　距骨下関節の回内と脛骨の内旋が起こり，これを運動連鎖 automatic coupling という．
　前額面では膝外反ストレスが最大となり中殿筋，大腿筋膜張筋が活動する．

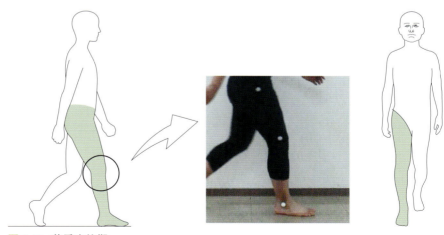

図 3-7　荷重応答期
観察ポイント：下腿骨の前傾（膝屈曲）

▶荷重応答期　クリティカルイベント　股関節の安定性；膝屈曲と足関節底屈の制御

	関節可動域	関節トルク	筋活動	機能的意義
足関節	非常に急激に足底屈が起こる.	床反力による外的な底屈トルクに対抗するために足背屈トルクが生じ, 荷重応答期の後半には減少する.	脛骨前面の筋群は外的な底屈トルクに反応して遠心性に収縮する(前脛骨筋はピーク). ヒラメ筋や腓腹筋は脛骨の前進を制御するために荷重応答期の後半に活動し始める.	ヒールロッカー機能が生じる. 脛骨前面の筋群は遠位の付着部によって, 脛骨を前方へ引っ張る. これは前方への推進力と膝屈曲を引き起こす.
距骨下関節	荷重応答期では踵骨は5°外がえし, 距骨下関節は回内になる.	脛骨の荷重軸に対し踵骨は外側になるので内反トルクが起こる(図3-8).	前脛骨筋と後脛骨筋の遠心性収縮が起こる. 前脛骨筋は最大の回内後に筋活動が終わる. 後脛骨筋は単脚支持まで活動を続ける.	距骨下関節の回内は荷重の衝撃吸収として働く. 回内は脛骨の内旋を導く. これは足関節の回転性ストレスを減じている. 距骨下関節回内は, 前足部接地の緩衝において横足根関節の固定を解除している.
膝関節	膝関節15°まで屈曲する.	ヒールロッカー機構によって, 急激に中等度の強度の伸展トルクが生じる.	外的トルクにつり合った, また衝撃吸収のために大腿四頭筋の遠心性筋活動が要求される.	衝撃は吸収され, 下肢の安定性は前方への進行において維持される.
股関節と骨盤	股関節屈曲20°, 骨盤の5°前方回旋はそのままである.	急激で強い伸展トルクが生じる. 外転トルクが起こり始める.	初期のハムストリングスの活動は, 股関節の肢位を維持するのを助けている(図3-9). 大殿筋下部線維, 大内転筋とハムストリングスが外的な屈曲トルクにつり合うように活動する. 前額面での骨盤の安定のために収縮する(大腿筋膜張筋の後部, 中殿筋, 小殿筋と中殿筋の上部線維がピーク).	股関節の衝撃吸収によって体幹の屈曲が抑制され大腿が安定する. 骨盤は前額面では安定している.

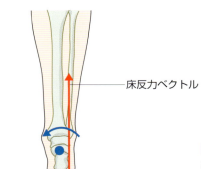

図 3-8　踵骨での床反力ベクトル

荷重応答期では踵骨に加わる床反力ベクトルが外側部に位置するので，距骨下関節の外力による外反トルクが生じ，これに対抗するように内反トルクが起こる．

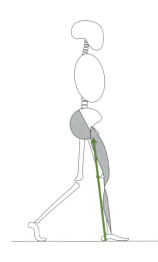

図 3-9　荷重応答期の床反力ベクトル

股関節と膝関節は屈曲している．床反力ベクトルは股関節の前方，膝関節と足関節の後方を通る．床反力ベクトルで生じた外的な膝屈曲トルクに対抗するように大腿四頭筋が遠心性の筋収縮を行い，下肢が受ける衝撃を吸収する．

2) 機能的課題：単脚支持

印象「安定している/いない」「軽い/重い」

- 身体が支持脚の上を移動
- 支持脚は身体を支え，前方への動きを維持する

単脚支持は，立脚中期と立脚終期に該当する．

■ 立脚中期　Mid Stance：MSt ミッドスタンス（図 3-10）

Second Rocker，Ankle Rocker ともいう．

観察肢（右脚の場合）

▶矢状面

- 頭と体幹は**床に対して垂直位**
- 両腕は身体の中心線の近くにあり，肘はある程度屈曲位
- 右膝は軽く屈曲
- 右足関節は軽く背屈

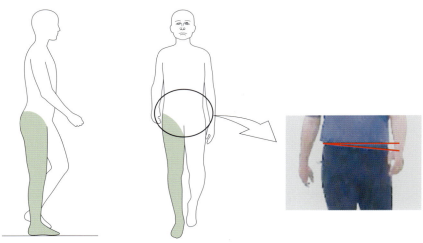

図 3-10 立脚中期
観察ポイント：体幹が正中位，膝の軽度屈曲，遊脚側への骨盤傾斜

▶前額面
・頭と体幹は**正中位**
・両腕は身体から同じ程度，離して振る
・骨盤は左側がごく軽度下がる
・下肢は股関節で軽く外旋

　立脚中期とは，反対側脚の離床時から観察肢の踵が離床するまでをいう．支持脚の前足部の上まで，体幹を安定した状態のまま運ぶ．

　床反力作用点が徐々に前足部に移動するが，**床反力ベクトル**が膝関節の後方にある場合を立脚中期の前半，膝関節前方，足関節前方にある場合を後半と分ける．立脚中期後半では大腿四頭筋はほとんど活動していない．

　前額面では骨盤が遊脚側へ傾斜する．観察肢の**股関節外転トルク**が生じ，中・小殿筋，大腿筋膜張筋の遠心性から等尺性収縮が起こる．筋出力が不十分であると大腿骨が内転位となり膝外反ストレスを生じる．

　立脚中期の安定性は対側遊脚肢の振り出しの勢いが安定性を補助する要因となる．

▶立脚中期　クリティカルイベント　脛骨の前傾の制御

	関節可動域	関節トルク	筋活動	機能的意義
足関節	足関節背屈5°	底屈トルクの急激な増加が生じる（図3-11）.	ヒラメ筋や腓腹筋は脛骨の前方移動を制御するために活動する.	身体は足部と脛骨の安定した状態で前方へ進む. 下腿三頭筋は脛骨の前方移動を制御することで膝関節の安定性を担う. 前方への推進力は足関節が背屈5°まで維持される. これはアンクルロッカーといわれる.
膝関節	膝関節は伸展するが, 完全ではなく5°屈曲位である. 観察的にはニュートラルにみられる.	対側の遊脚肢によって生じる前方への勢いは屈曲トルクを引き起こす. これによって膝関節は完全に伸展しないうちに, 大腿四頭筋の筋活動が終了する.	大腿四頭筋の活動は, 外的な膝伸展トルクが始まるまでダイナミックな膝の安定性に関与している. 脛骨よりも早く大腿が前進するので, 膝は脛骨を制御している下腿三頭筋によって間接的に安定化している.	膝の安定性は, 膝屈曲トルクと下腿三頭筋によって維持される.
股関節と骨盤	大腿はニュートラルまで伸展する. 骨盤は後傾位からニュートラルになる.	反対側の遊脚肢は立脚肢を超えて動く. これによって立脚中期の後半になると伸展トルクから屈曲トルクに変化する. 外転トルクが続く.	矢状面では股関節伸展筋の活動はない. 前額面では股関節は外転筋によって安定している（図3-12）.	矢状面での安定した肢位が股関節伸展筋の活動がない状態で得られる. 骨盤は前額面において傾斜を防ぐように安定化する. これが体幹を直立にするための基盤となる.

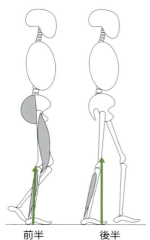

図 3-11　立脚中期
前半は床反力ベクトルが膝関節の軸のわずか後方を通る. 後半は床反力ベクトルが足関節より前方へ移動すると, 外的な足背屈トルクに対抗するように腓腹筋とヒラメ筋が脛骨を安定化させるために強く活動する.

前半　　後半

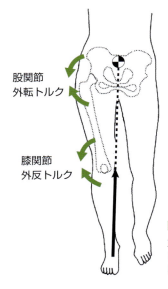

図 3-12　立脚中期での股関節外転筋の活動
立脚中期での床反力ベクトルは股関節，膝関節中心の内側を通る．これに対抗するように股関節外転トルク，膝関節外反トルクが生じる．

■ 立脚終期　Terminal Stance：TSt ターミナルスタンス（図 3-13）

Third Rocker，Forefoot Rocker ともいう．

観察肢（右脚の場合）

▶矢状面
・頭と体幹は床に対して垂直位
・右腕は身体の中心線の前方にあり，肘はある程度屈曲位，左腕は身体中心の後方にあり，肘は伸展位
・骨盤は前傾位，右側は軽く後ろへ水平回旋
・股関節は体幹を軸として伸展位
・右膝は軽く屈曲
・右足関節は背屈

▶前額面
・頭と体幹は正中位
・両腕は身体から同じ程度，離して振る
・右下肢は骨盤に対して垂直位をとる
・右下肢は股関節で軽く内旋

　立脚終期とは観察肢の踵が離床して反対側の踵が接地するまでをいう．
　支持足の直上を越えて身体を前に運ぶ．つまり重心が前に出て下肢が後追いの状態となる．これをトレイリングリム Trailing limb という．床反力ベクトルは股関節中心より後方を通る．腸腰筋が遠心性の筋収縮した後に受動的な力により股関節の屈曲が生じる．
　足関節では立脚中期での 5°背屈から 10°背屈となる．足底屈筋の強い遠心性収縮から求心性に変化することにより膝関節は受動的に安定化される．足底屈筋は立脚中期

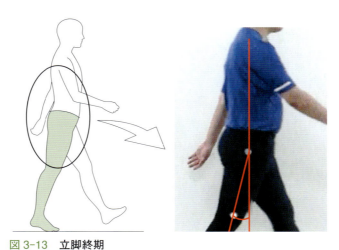

図 3-13 立脚終期
観察ポイント：体幹と大腿骨長軸とのなす角度，股伸展角度

での筋活動の3倍を呈する．徒手筋力検査法の正常(Normal)レベルは，片脚立位での踵上げ25回連続可能な状態を要する．健常歩行での筋活動において，下腿三頭筋のみが最大収縮の6割の筋活動を示す(Lee 2016)ため，この筋の活動の低下は早期の膝屈曲をきたす．

▶立脚終期　クリティカルイベント　踵の離床による足背屈の制御；後追い肢

	関節可動域	関節トルク	筋活動	機能的意義
足関節	足関節は10°まで背屈する．中足趾節(MTP)関節は30°まで伸展する．	底屈トルクはピークとなる．このトルクは歩行周期中のすべての関節において最大の筋活動を要する(図 3-14).	下腿三頭筋の筋活動は脛骨の前方へのコラプス(膝折れ)を防ぎ，踵の挙上を可能にしている．	下腿三頭筋は足関節の背屈を制御し最大の前方への動きを，また踵が挙上するのを可能にしている．これはフォアフットロッカーと言われ対側の歩幅に関与する．
距骨下関節	立脚中期から早期の立脚終期では外がえしの肢位の変化はない．立脚終期後半において単脚支持の終盤からの外反が約2°まで徐々に減少する．	外反トルクは立脚中期で減少する．内反トルクが踵離床に起こる．これは中足骨骨頭が斜めに揃うことで荷重推進によって生じる．	後脛骨筋，ヒラメ筋，そして腓骨筋は単脚支持において活動する．長・短腓骨筋の活動は距骨下と足部の外側安定性に関与している．	後脛骨筋とヒラメ筋は初め外反の遠心性の制御を担う．その後，距骨下関節の回内方向への動きのために求心性に活動する．踵骨の外反の減少は横足根関節を安定性させ，立脚終期の強固な前足部でのレバーを引き起こす．これはフォアフットロッカーを助長する．

	関節可動域	関節トルク	筋活動	機能的意義
膝関節	観察的には膝関節の肢位は立脚中期から変化していない．	屈曲トルクはピークとなりこの相の終わりには消失する．	膝伸展筋は全く活動していない．大腿二頭筋短頭は場合によって膝の過度な伸展を防ぐために活動する．	関節の安定性は前方へ進むことで維持される．
股関節と骨盤	大腿は20°の過伸展による後追い肢位となる．骨盤の前傾と5°の後方回旋は大腿の過伸展に関与する．	股屈曲トルクは股関節の安定性を維持する．外転トルクは急激に消失する．	大腿筋膜張筋の後方線維の活動は消失する．一方，立脚終期において前方線維が活動してくる．股関節の伸展を可能な限り抑制する(大腿筋膜張筋はピーク)．	歩幅が最大になるように足部を前進させる．その一方，片側下肢は安定性を保っている．骨盤の回旋は歩行パターンを円滑にみせる．

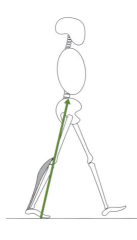

図 3-14　立脚終期
床反力ベクトルは膝関節と足関節の前方，股関節の後方を通る．足関節での外的な背屈トルクに対抗するために底屈トルクが生じる．足底屈筋群(ヒラメ筋，腓腹筋，長趾屈筋，長母趾屈筋，後脛骨筋，長・短腓骨筋)の筋活動が最大となる．

3) 機能的課題：遊脚前進

印象　「大きい／小さい」「滑らか／ぎこちない」

・床から足が離れること
・脚を前に運ぶこと
・足と床との十分なクリアランスの確保
・イニシャル・コンタクトの準備

　遊脚前進は，次の遊脚前期，遊脚初期，遊脚中期，遊脚終期に該当する．

■前遊脚期　Pre-swing：PSw プレスイング (図 3-15)

　Terminal contact ともいう．

観察肢(右脚の場合)

▶矢状面

・頭と体幹は床に対して垂直位

- 右腕は身体の中心線の前方にあり，肘はある程度屈曲位，左腕は身体中心の後方にあり，肘は伸展位
- 骨盤は前傾位
- 右膝は軽く屈曲
- 右足関節は底屈
- 足趾は中足趾節関節で過伸展位

▶**前額面（後方）**
- 頭と体幹は正中位
- 両腕は身体から同じ程度，離して振る
- 下肢は股関節で軽く外旋
- 踵と中足部の底面が後方から観察できるが，前足部は接地している

　前遊脚期とは，反対側のイニシャルコンタクト（IC）から観察肢のつま先が離床するまでをいう．遊脚期の準備態勢である．ターミナルスタンス（TSt）での足関節背屈から急激に底屈へと変化する．下腿三頭筋の爆発的な筋表出後，その弾性反跳により踵の挙上と脛骨の前進が加速する．その**受動的な力**が足関節を底屈させ，膝屈曲，股関節屈曲を誘導する．

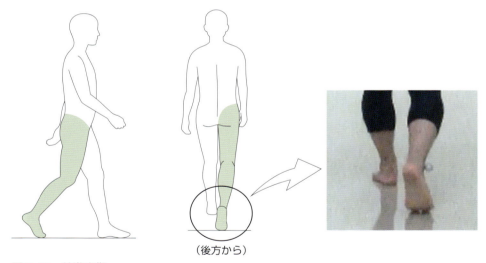

図 3-15　前遊脚期
観察ポイント：遊脚期の足のすばやい底屈の動きは，後方から（図中央）足底を観察するとわかりやすい．左右対称である．

▶**前遊脚期** クリティカルイベント 受動的に膝関節が 40°まで屈曲；足関節底屈

	関節可動域	関節トルク	筋活動	機能的意義
足関節	足関節は底屈15°まで動く．MTP関節は60°まで伸展する．	底屈トルクは急激に減少する．	下腿三頭筋の活動は前遊脚期の早期にやむ．残余の底屈の活動と受動的な伸張が足関節を底屈に動かすことに関与している．	前足部はバランスを保つために床に接地している．部分的な荷重されていない足部の底屈は膝屈曲を助長し，遊脚肢が前進する．
距骨下関節（遊脚下肢の振り出し）	距骨下関節は前遊脚期ではニュートラル肢位となる．そして単脚支持の前進にいたる残余として表れる．	外反トルクは前遊脚期ではほぼゼロまで減少する．	足部は床を通過する．足関節と距骨下関節は踵接地の位置決めをする．	
膝関節	膝関節は急激に40°まで屈曲する．	体重の対側への移動による急激な下肢への荷重減少は，膝関節での伸展トルクを引き起こすことによって，残余としての足底屈となる．	動きは薄筋による膝屈曲の最小の筋活動によって生じる．大腿直筋が活動をしており，これは急激であり受動的な膝屈曲を抑制するように働いている（図3-16）．	前遊脚期の膝屈曲は，下肢のクリアランスに要求される膝屈曲に関与している．前遊脚期は足部がまだ床に接触しているのにかかわらず，遊脚肢の前進に含まれる．
股関節と骨盤	大腿が前方へ落下する．床に対して垂直のように見えるが，実際にはやや伸展（10°）である．骨盤は5°後方水平回旋である．	荷重は減少し，床反力ベクトルは股関節の後方を通るので，股屈曲トルクは減少する．	長内転筋の活動は，動的に大腿の前方への屈曲に関与する．また大腿直筋も補助的に活動する．	下肢の振出が始まる．股関節屈曲は膝屈曲に関与する．

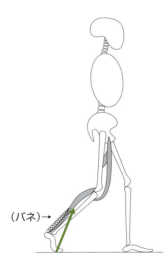

図 3-16 前遊脚期
床反力ベクトルは中足骨趾節関節上にあり，膝関節の後方を通る．その大きさは急激に減少する．膝関節の屈曲は脛骨が前進することで膝関節が前方へ移動する．この移動は大部分が受動的な力によって起こり，薄筋，膝窩筋，縫工筋の筋活動によってごく一部が制御される．もし膝関節屈曲が過剰に起こるときは大腿直筋が活動する．

■ 遊脚初期　Initial Swing：ISw イニシャルスイング（図3-17）

Lift off ともいう．
観察肢（右脚の場合）
▶矢状面
・骨盤は極く軽く前方に傾斜
・右股関節と膝関節は屈曲位
・右足関節は底屈位
▶前額面
・頭と体幹は正中位

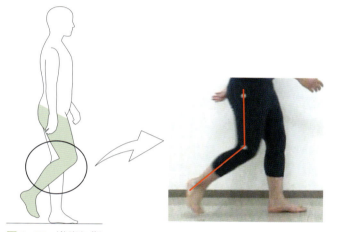
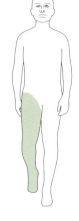

図 3-17　遊脚初期
観察ポイント：つま先離れと膝の屈曲

▶遊脚初期　クリティカルイベント　股関節15°まで屈曲；膝関節60°屈曲

	関節可動域	関節トルク	筋活動	機能的意義
足関節	足関節は5°まで底屈し，そのあと背屈していく．	大変ゆっくりしたペースで背屈トルクが起こる．	脛骨前面の筋群は背屈するために活動する（長母趾伸筋と長趾伸筋は最大ピーク）．	次の相での足部が通過するために必要な背屈は，ニュートラル（0°）にはまだ達していない．
膝関節	さらに急激な膝屈曲が60°まで起こる．	脛骨の慣性力を伴う自動的な股関節屈曲による大腿の前進は，膝伸展トルクを生じる．	膝屈曲が股関節の屈曲によって助長される（大腿二頭筋短頭，縫工筋，薄筋はピーク）．	足部が床から離れ大腿部が前進するには膝屈曲が必要である．
股関節と骨盤	大腿の屈曲は15°になる．骨盤は5°後方回旋のままである．	すばやい股屈曲の動きが下腿の慣性力を生む．遊脚初期の後半には股屈曲トルクは消失する．	腸腰筋，薄筋と縫工筋の活動がピークとなる．内転筋はまだ活動している．	下肢は前進を続ける．

・骨盤は遊脚側（右）が軽く下がる．
・右股関節は骨盤に対してやや外転，外旋位
・右足関節は底屈位

　遊脚初期とは，床から足が離れ，その足部が対側の足部とクロスするまでをいう．
　脚を前に運ぶ際，足関節が底屈になるために膝関節が最大屈曲となる．またすばやい爪先離れのために前脛骨筋，長趾伸筋，長拇趾伸筋の最大収縮が起こる．

■ 遊脚中期　Mid Swing：MSw ミッドスイング（図 3-18）

Foot Clearance ともいう．

観察肢（右脚の場合）

▶矢状面
・頭と体幹は床に対して垂直位
・右腕は身体の中心線の後方にあり，左腕は身体中心の前方にあり，肘は屈曲位
・骨盤は前傾位
・右股関節と膝関節は屈曲位
・右足関節はニュートラル・ゼロ・ポジション

▶前額面
・頭と体幹は正中位
・両腕は身体から同じ程度，離して振る
・骨盤は遊脚側（右）に軽く下がる
・下肢は股関節で軽く内旋
・右足関節はニュートラル・ゼロ・ポジション

　遊脚中期とは，遊脚側の足部が対側の足部とクロスしたときから下腿が床に対して垂直になるまでをいう．

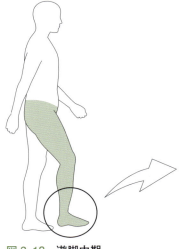
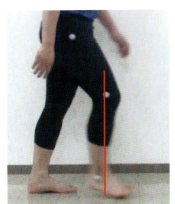

図 3-18　遊脚中期
観察の見どころ：足底のクリアランス

▶遊脚中期　クリティカルイベント　股関節はさらに25°まで屈曲し足関節は0°となる.

	関節可動域	関節トルク	筋活動	機能的意義
足関節	足関節背屈はニュートラルである.	非常にゆっくりとした背屈トルクが生じる.	脛骨前面の筋群は活動している.	足部は床から約1cmのところを通過する.
膝関節	膝関節は急激に25°まで伸展する. 脛骨は床に対して垂直になる.	遊脚中期の後半に膝屈曲トルクへ移行する. 下肢の前方への振り出しが減速することで下腿に前方への慣性力が働き, 膝関節が伸展する.	膝伸展は慣性力と重力によって引き起こされる. 大腿二頭筋短頭によって膝伸展は制御される. ハムストリングスは遊脚中期の後半で活動してくる.	歩幅に必要な膝伸展はこの相から始まる.
股関節と骨盤	大腿の屈曲は25°となる. 骨盤は前方へ回旋しニュートラル肢位となる.	膝伸展の動きは, 徐々に股伸展トルクを引き起こす.	ハムストリングスは遊脚中期後半に活動し始める.	大腿の前進はゆっくりしている. 振り出された下肢による勢いは, 身体が対側下肢を通り越していくのを助ける.

　脚を引き続き前に運ぶ. 足と床との十分なクリアランスの確保が必要である. 足背屈は0°を超えない, また床と足底との間は1cmを超えない.

■遊脚終期　Terminal Swing：TSw ターミナルスイング(図3-19)

　Foot Reach ともいう.
観察肢(右脚の場合)
▶**矢状面**
・頭と体幹は床に対して垂直位
・右腕は身体の中心線より後方にあり, 肘は伸展位, 左腕は身体の中心線より前方へ, かつ肘は軽く屈曲
・骨盤は軽く前方へ水平回旋
・右膝はわずかな屈曲あるいは伸展位
・右足部は下肢に対してほぼ直角位
▶**前額面**
・頭と体幹は正中位
・右下肢は骨盤に対して垂直位
・右足関節はニュートラル・ゼロ・ポジションないし, 軽度の内反
　遊脚終期とは, 遊脚側の下腿が床に対して垂直になったところから踵が接地するまでをいう.
　脚を前に運ぶことの終了である. またイニシャル・コンタクト(IC)の準備である. 慣性によって振り出された膝伸展はほとんどが他動的であり, それをハムストリングスの遠心性収縮により制御している.

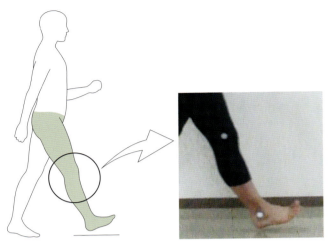

図 3-19　遊脚終期
観察ポイント：膝関節の伸展　歩幅の確保

▶遊脚終期　クリティカルイベント　膝関節はニュートラルまで伸展する（約5°屈曲）

	関節可動域	関節トルク	筋活動	機能的意義
足関節	足関節はニュートラルである．	弱い**背屈トルク**が減少する．	脛骨前面の筋群は活動している．	**ニュートラル肢位**は初期接地での踵接地を保証する．
膝関節	膝伸展はニュートラルになるが5°屈曲位である．	脛骨の急激な前進によって生じる**膝屈曲トルク**が続く．	大腿四頭筋は完全な膝伸展を保証するために求心性収縮する．ハムストリングスは大腿の減速の機能として活動がピークとなる．	歩幅は下肢を伸ばすことで最適化される．
股関節と骨盤	大腿はゆっくり屈曲20°に傾斜する．骨盤は5°前方に回旋する．	**股伸展トルクは接地に向けて増加する．**	下肢の減速に伴い，筋活動の中でハムストリングスがピークとなる．荷重応答期での骨盤・大腿の安定性のために大内転筋，大殿筋，大腿筋膜張筋，中殿筋が準備として活動する．	下肢は床への踵接地の位置決めをする．骨盤の前方回旋は歩幅に関与する．

4）体幹

▶**機能的意義**

　矢状面，水平面，前額面において体幹の安定化を維持する．

▶**関節可動域**

　体幹は水平面において約5°回旋する．体幹の回旋は手の振りによる肩甲帯の回旋

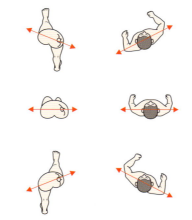

図 3-20 体幹と骨盤の回旋（上方から）

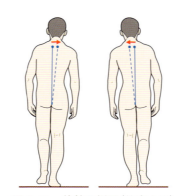

図 3-21 体幹の側屈（後方より）

を引き起こす．肩甲帯の回旋は骨盤の回旋方向と反対である（図 3-20）．手の振りは明らかであるが分節的な体幹の回旋はあまり観察できないほどわずかである．体幹は前額面と矢状面において床に対してほぼ垂直のように見える（図 3-21）．

▶筋活動
- **腹筋群**：内外腹斜筋は歩行周期中において低レベルで活動する．実際には腹直筋は通常において，最も影響を受けやすい時期は，筋力を必要とする立脚終期と遊脚終期である．
- **背筋群**：両側の深部の体幹伸展筋群と回旋筋群は，屈曲のトルクが最大となる荷重応答期において体幹の安定性のために活動する．同側の脊柱起立筋は対側の下肢が荷重するときの前遊脚期において活動する．

第4章 印象に影響を与える逸脱した動き

逸脱した動きを生じる原因には多くの要因が関連している．たとえば，
- 荷重や運動時の疼痛あるいは不快感
- 筋力低下
- 関節運動の制限
- 協調性不全
- 骨，軟部組織による病変

などが挙げられるが，複数の要因が関与していることのほうが多い．これらの原因から生じた逸脱した動きは，各歩行相での機能的課題に影響を与えるとともに特徴的な印象を与える．図4-1は，各歩行相で生じる印象とそれを生じさせる部位を示した．それぞれの着目部位で起こる典型的な逸脱した動きを前章のクリティカルイベントの項で説明した3つの機能的課題，**1 荷重の受け継ぎ（初期接地〜荷重応答期），2 単脚支持（立脚中期〜立脚終期），3 遊脚前進（前遊脚期〜遊脚終期）**に分けて説明する．

意義のある逸脱した動きとは，主な原因による典型的な問題から生じた動きである．しかしその逸脱した動きは他の関節や次の相の関節に影響を与える．いわゆる二次的に生じる逸脱した動きがある．それを，この本では副次的な動きと表した．

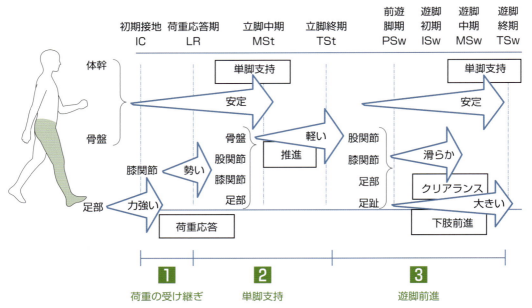

図 4-1　歩行の機能的課題と印象

1 逸脱した動きの主原因とその分析

　逸脱した動きの原因には2つある．1つはその動きを直接損なう機能的な問題であり，もう1つは歩行相の中での連鎖した関節による動きである，いわゆる副次的な動きとして表れる．この2つの現象は観察からは同じように見える．

　典型的な逸脱した動きの原因を，「主たるもの」と「副次的なもの」に分け，それぞれの分析に必要な評価項目を列挙した．

1 荷重の受け継ぎ：初期接地での「力強い」と荷重応答期での「勢い」に影響を与える逸脱した動き

　足部の接地の仕方により，衝撃に対して「力強い／弱々しい」という印象が生じる（図4-2）．踵から床に落下していくような踵接地は「力強い」，前足部からの接地は「弱々しい」．「弱々しい」と次の荷重応答期での脛骨の前方への傾きが少ないため前方への「勢い」が減弱する．これらの多くの逸脱した動きは，ほとんどが初期接地での足部で起こる．そして，この逸脱した動きは足部から上方にある，膝，股関節，体幹への動きに影響を与えるとともに，次の歩行相である荷重応答期，立脚中期，遊脚相に影響を与える．

　初期接地から荷重応答期での機能的課題に影響を与えるのは，主に足部と膝での逸脱した動きである．

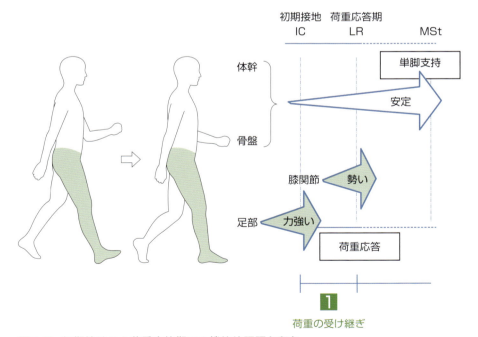

図4-2　初期接地から荷重応答期での機能的課題と印象

1）足関節と足部における「弱々しい」を招く逸脱した動き（表 4-1）

▶ローヒール：足底屈位での足接地（図 4-3）
・前足部接地 forefoot contact：床への初期接地が前足部による，トゥファーストともいう．踵の代わりに足趾が地面に着く．

表 4-1 初期接地から荷重応答期での足部の逸脱した動き

逸脱した動き	主たる原因と副次的な動き	分析方法
前足部あるいは全足底接地	・脚長の左右差 ・遊脚終期での過度な膝屈曲による副次的な動き ・大腿四頭筋筋力の低下において，正常な荷重応答を避けるための代償 ・遊脚終期の過度な底屈による副次的な動き ・踵部の痛み	脚長差の測定 股または膝伸展の可動域測定．深部感覚検査 膝伸展筋力測定 足背屈筋力測定 踵の痛みの確認
フットスラップ	・脛骨前面の筋群の筋力低下	足背屈筋の筋力測定
過度な底屈	・底屈拘縮 ・底屈筋の筋緊張亢進 ・足背屈筋の筋力低下 ・大腿四頭筋の筋力低下による肢位 ・固有受容器の障害 ・足関節の痛み	足関節の可動域測定 底屈筋の筋緊張検査 足背屈筋力測定 膝伸展筋力測定 深部感覚検査 足関節の痛みの確認
過度な背屈	・過度な股関節屈曲や膝屈曲による副次的な動き	足・膝・股関節可動域と足底屈筋の筋力測定 股，膝関節伸筋群筋活動における要求の増大
過度な内反（回外）	・前脛骨筋，後脛骨筋またはヒラメ筋の筋緊張亢進 ・内反拘縮 ・腓骨筋の筋力低下 ・脛骨の前面筋群の選択的運動制御の不足 ・アーチの増大を招いている骨格の変化 ・下腿の回旋	足関節可動域測定．筋緊張検査 足関節可動域測定 足外反，背屈筋の筋力測定 下肢伸展パターン確認 足部のアーチの確認．足，膝，股関節のアライメントの確認 膝屈曲位での下肢内外旋の可動域測定
過度な外反（回内）	・後脛骨筋（荷重応答と単脚支持）とヒラメ筋（単脚支持）の筋力低下 ・底屈拘縮 ・外反変形 ・アーチの低下を招いている骨格の変化 ・前脛骨筋の筋力低下 ・腓骨筋群の筋緊張亢進 ・膝あるいは股関節からの関連	足内がえし，底屈の筋力測定 足背屈，内がえし，外返しの可動域測定 足部のアーチの確認．足，膝，股関節のアライメント 足背屈，内がえしの筋力測定 外反筋の筋緊張検査 距骨下の過度の回内は下腿の内旋を生じさせ，足根間関節と膝関節が緩み負荷がかかる，またフォアフットロッカー機能が妨げられる
ヒールオフ	・過度な足底屈による副次的な動き	足関節背屈の可動域測定

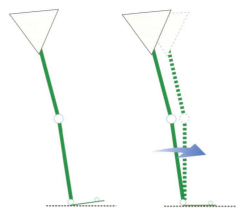

図 4-3　ローヒール
ローヒールでの初期接地は荷重応答期までの時間をかせぐことができないために脛骨の前方への傾きが不足し「勢い」が減少する．そのために膝屈曲が減少することで衝撃吸収の減少をきたす．膝屈曲の減少は副次的な動きである．

- 全足底接地 foot-flat contact フットフラットコンタクト：床への初期接地が足全体による．
- フットスラップ foot-slap：踵接地の後，すぐに底屈となる．"パタン"という音を伴う．

▶**過度な底屈 excessive plantarflexion**：初期接地において正常より底屈が大きい．10°程度の底屈から中間位へ動かない．

▶**過度な背屈 excessive dorsiflexion**：初期接地において正常より背屈が大きい．正常以上に背屈が早く起こり足部の上を下腿がすばやく動く．

▶**過度な内反（回外）excessive pronation／外反（回内）excess supination**：初期接地において正常より踵骨や前足部の内反（回外）／外反（回内）が大きい．

2）膝関節における「勢いがない」を招く逸脱した動き（表 4-2）

脛骨の前方への傾きが小さいために「勢いがない」．結果として衝撃吸収の減少を招く（図 4-4）．

▶**屈曲減少 limited flexion**：荷重応答期における健常な膝屈曲よりも小さい．荷重応答期での膝屈曲 5〜10°．

▶**過度な屈曲 excessive flexion**：荷重応答期において健常な膝屈曲よりも大きい

▶**動揺 wobbles**：単脚支持において屈曲と伸展が交互にすばやく生じること

▶**過度な伸展 hyperextension**：健常な伸展以上の肢位

▶**伸展スラスト extension thrust**：膝の伸展方向への勢いのある動き

表 4-2 初期接地から荷重応答期での膝関節の逸脱した動き

逸脱した動き	主原因と副次的な動き	分析
屈曲減少 （図 4-4）	・大腿四頭筋筋力低下 ・過緊張な下腿三頭筋による前足部または全足底接地による副次的な動き ・大腿四頭筋の過緊張 ・膝痛 ・固有受容器の障害	膝伸展筋力測定 足底屈筋の筋緊張検査 膝伸展筋の筋緊張検査 膝痛の確認，深部感覚検査 膝関節後方関節包の損傷の危険性
過度な屈曲	・膝屈曲拘縮 ・膝屈筋の緊張亢進 ・過度な股関節屈曲による副次的な動き ・過度な背屈による副次的な動き ・膝痛 ・対側肢（立脚終期）の意図的な落ち込み，ヒラメ筋の筋力低下	足・膝・股関節の可動域測定 膝屈筋の筋緊張検査 足・膝・股関節の可動域測定 膝痛の確認 対側の足底屈筋力の測定 底屈筋，大腿四頭筋と股伸展筋の要求の増大
動揺	・固有受容器の障害 ・大腿四頭筋の筋緊張亢進	深部感覚検査 膝伸展筋の筋緊張検査
過伸展または伸展スラスト	・過度な足底屈筋緊張での前足部接地による副次的な動き ・大腿四頭筋の筋力低下 ・固有受容器の障害 ・大腿四頭筋の緊張亢進	足底屈筋，膝伸展筋の筋緊張検査 膝伸展筋筋力の測定 深部感覚検査 膝伸展筋の筋緊張検査 下肢の安定性を高めるための意図的な動き 膝関節後方関節包の損傷の危険性

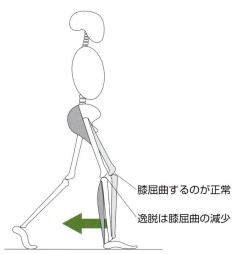

図 4-4 荷重応答期での大腿四頭筋の筋力低下
この場合，膝屈曲を避けるため大殿筋による股伸展とヒラメ筋による足底屈によって補う．

（図中）膝屈曲するのが正常／逸脱は膝屈曲の減少

3) 股関節における「勢いがない」を招く逸脱した動き（表4-3）

骨盤と体幹ではなく，鉛直線に対する大腿の位置を基準にして観察する．脛骨の前方への傾きが小さいために膝屈曲が減少し，それに従い股関節屈曲も減少する．全体として「**勢いがない**」という印象を招く．

▶**屈曲制限 limited flexion**：荷重応答期において正常な股関節屈曲より小さい
▶**過度の屈曲 excessive flexion**：荷重応答期において正常な股関節屈曲より大きい．30°以上の屈曲
▶**内旋 internal rotation**：もし膝蓋骨が内側を向いていたら逸脱を疑う

表4-3　初期接地から荷重応答期での股関節の逸脱した動き

逸脱した動き	主原因と副次的な動き	分析
屈曲減少	・股関節伸展筋に対する筋力要求を軽減するための意図的な動き ・過緊張な下腿三頭筋による前足部または全足底接地による副次的な動き ・遊脚終期でのパーストレトラクト（参照：図4-20）による不十分な股関節屈曲	股関節伸展筋力の測定 足底屈筋の筋緊張検査 深部感覚検査
過度の屈曲	・股関節屈曲拘縮 ・過度な足背屈や過度な膝屈曲による副次的な動き ・大腿筋膜張筋の短縮．荷重応答で股関節内転を生じ腸脛靱帯が緊張し，その結果として骨盤前傾，股関節屈曲	股・膝・足関節の可動性測定．大腿四頭筋と股関節伸展筋の筋活動要求の増大 大腿筋膜張筋の短縮のテスト（オーベルテスト）
内旋	・内旋拘縮または内旋筋緊張亢進 ・大腿骨の前捻 ・骨盤の前傾 ・大腿四頭筋の筋力低下による膝安定性の意図的な低下（立脚）	股関節の可動域測定．股内旋筋の筋緊張．股関節外旋筋力の測定 脚長差の測定 骨盤前傾，腰椎前弯の確認 膝伸展筋の筋力測定 荷重応答期での衝撃を膝外側によって保持する結果の可能性
外旋	・外旋位拘縮 ・骨盤の後傾 ・足背屈が制限されたとき，立脚下肢を越えての意図的な前進	股内外旋の可動域測定．股関節外旋筋の筋緊張検査 骨盤前傾，腰椎前弯の確認 足背屈の可動域測定 支持基底面の増加や前足部のレバーの減少．荷重応答期での衝撃を膝内側によって保持する結果の可能性
内転	・股関節屈曲，内転筋の筋緊張亢進／拘縮	股屈曲筋，内転筋の筋緊張検査 支持基底面の減少．相対的な下肢長の増加による足クリアランスの妨げ
外転	・外転位拘縮	股関節外転の可動域測定と股関節外転筋の筋緊張検査 支持基底面の増大．相対的な下肢長の減少の可能性

▶ **外旋** external rotation：もし膝蓋骨が外側を向いていたら逸脱を疑う
▶ **内転** adduction：前額面において正中位（ニュートラル肢位）から内転位であれば逸脱を疑う
▶ **外転** abduction：前額面において正中位（ニュートラル肢位）から外転位であれば逸脱を疑う

4）骨盤における「安定していない」を招く逸脱した動き（表 4-4）

体幹の土台である骨盤の逸脱した動きには，前後の傾斜と下肢の相対的長さの調整としての側方への落ち込み，引き挙げがある．また，前後方の回旋でもある．骨盤の前後傾に関しては歩行中の健常な動きは 3～4° であり，むしろ歩行というより立位姿勢での影響が大きい．

初期接地から荷重応答期での足部から膝部での「弱々しい」「勢いがない」は，体幹

表 4-4　初期接地から荷重応答期での骨盤の逸脱した動き

逸脱した動き	主原因と副次的な動き	分析
骨盤後傾	・ハムストリングスの短縮 ・股関節伸展筋に対する筋力要求を軽減するための意図的な動き ・腰痛 ・腰椎伸展制限	ハムストリングスの短縮の検査 股関節伸展筋の筋力測定 腰痛の確認 腰椎伸展可動域測定
骨盤前傾	・腹筋力の低下 ・股関節伸展筋力の低下 ・股関節屈筋群の拘縮または筋緊張亢進	腹筋の筋力測定 股伸展筋の筋力測定 股関節の可動域測定．股屈筋の筋緊張検査 腰椎前弯による腰痛の危険性
前方回旋の不足	・骨盤の後退 ・荷重応答期での大腿四頭筋と股関節伸展筋の筋力要求を軽減するための意図的な動き ・対側の後方回旋の欠如 ・腰痛	下肢伸展パターンの確認 股・膝伸展筋の筋力測定 胸腰部回旋の可動域測定 腰痛の確認 歩幅の減少をきたす
過度の前方回旋	・下肢の前進に伴う意図的な動き ・対側肢の骨盤の過度な後方回旋	歩幅の増加 腰痛の危険性
同側骨盤の落ち込み	・短縮した観察肢の代償による ・対側肢の股外転筋筋力低下 ・IC での同側下肢を意図的に下げること ・側弯	脚長差の測定 対側股外転筋の筋力測定 腰痛の確認 側弯の確認
反対側骨盤の落ち込み（参照：図 4-10）	・観察肢の股関節外転筋の筋力低下 ・IC での対側肢を床に降ろすための意図的な動き ・内転筋群の痙縮もしくは短縮 ・側弯	股外転筋の筋力測定 脚長差の測定．腰痛の確認 股関節の可動域測定．股内転筋の筋緊張検査 側弯の確認

・股関節外転筋が最も活動するのは荷重応答期である．

の逸脱した動きを引き起こし「安定していない」という印象を招く．
- ▶骨盤後傾 posterior tilt
- ▶骨盤前傾 anterior tilt
- ▶前方回旋の不足 lack of forward rotation
- ▶過度の前方回旋 excessive forward rotation
- ▶同側骨盤の落ち込み ipsilateral drop
- ▶反対側骨盤の落ち込み contralateral drop

5) 体幹における逸脱した動き

■ 体幹の前傾 Anterior trunk bending

　体幹の前傾は荷重応答期に起こる．体幹の前屈が一側の下肢のみであれば，体幹は対側の初期接地において再び真っ直ぐ正中に戻る．両側で起きているなら，全歩行周期を通して体幹は前傾のままである．いずれも矢状面において観察できる．

　異常歩行は，1つの関節が障害されると，他関節がパターン化した動きによって障害のある関節を補う結果として表れる．荷重応答期における床反力ベクトルは，健常者では膝のわずかに後ろを通ることで，膝を屈曲するように外的トルクを生じさせる（図4-5）．この外的トルクに対して，大腿四頭筋の収縮，内的な伸展トルクを生じさせることで釣り合う．もし大腿四頭筋が弱く，もしくは麻痺していたら，内的なモーメントを発生することができなくなり，膝折れするであろう．図4-5の右側のイラストのように，体幹を前方へ倒し身体重心を前方へ動かすことにより，膝の軸の前方へ床反力ベクトルが移動することとなり，外的な伸展トルク（あるいは過伸展）を生じる．前方への体幹の屈曲に加えて，歩行中に大腿の上に手を置いて支持することがあるが，これも膝の安定性に寄与しているといえる．体幹が前傾する他の原因として，足の尖足変形，股関節伸展筋の筋力低下，あるいは股関節屈曲拘縮が挙げられる（Perry 1992）．

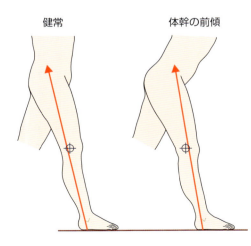

図4-5 体幹の前傾
健常歩行では荷重応答期において床反力ベクトルの延長線は膝軸のわずかに後方を通る．体幹前傾によって身体重心は前方へ移動するので，床反力ベクトルは膝軸の前方へ移動する．体幹前傾は膝伸展筋の弱化を補うものである．

■ 体幹の後傾 Posterior trunk bending

　体幹の後傾の動きは，荷重応答期における前傾の戻りによるものである．矢状面で観察することが可能である．
　荷重応答期での床反力ベクトルは健常者において股関節軸の前を通り，外的トルクは大腿に対して体幹を前傾するように働くがこの外的トルクに対して股関節伸展筋を活動させることによって釣り合いを保っている．特に大殿筋の活動が大きいがこれらの筋群が筋力低下または麻痺すると，体幹を後方に倒すように動かして補おうとする．その際，床反力ベクトルは股関節軸の後方に移動する（図4-6）．
　他に遊脚相初期に遊脚肢を推進するために体幹を後ろにすばやく傾ける場合がある．これは股関節屈筋の弱化，もしくは股関節伸展筋の痙縮を補うためのものである．これによって遊脚相初期において大腿が前方へ加速するのが困難となる．これは膝の屈曲が制限された際にも起こりうる．下肢全体は1つの塊として前方へ加速されるとともに股関節屈筋の要求が増加するが，それが不十分であると大腿を前に動かすときに体幹は後ろに傾く．

2 単脚支持：立脚中期での「安定している」と立脚終期での「軽い」に影響を与える逸脱した動き

　荷重応答期から特に立脚中期での体幹の前後あるいは側方の傾きは，「安定している／いない」という印象が生じる（図4-7）．この歩行相での逸脱した動きは次の相の立脚終期での前方推進に影響を与え，「軽い／重い」という印象となる．前方への推進力には骨盤の制御と下腿筋群の強力な筋収縮による足部での後方への蹴りが必要である．
　立脚中期から立脚終期での機能的課題に影響を与えるのは，主に体幹と足部での逸脱した動きである．

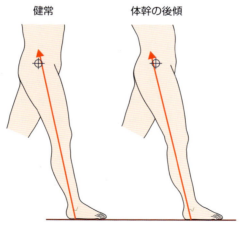

図4-6　体幹の後傾
健常者では荷重応答期において床反力ベクトルの線は股関節軸の前方を通る．後傾は股関節軸の後方に床反力ベクトルの線が移動する．股関節伸展筋力の弱化を補うものである．いわゆる大殿筋歩行である．

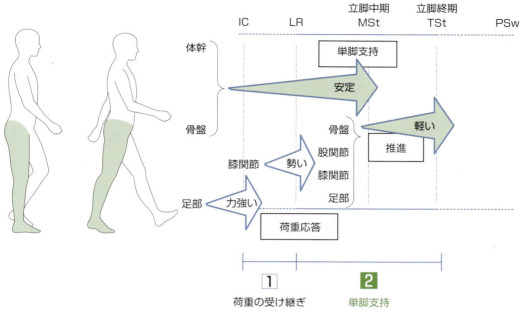

図 4-7 立脚中期から立脚終期での機能的課題と印象

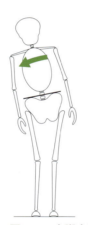

図 4-8 立脚中期での体幹の側屈
前進において体幹の側屈の逸脱した動きは「安定していない」という印象を生じる．

1）体幹における「安定していない」を招く逸脱した動き（表 4-5）

体幹の逸脱動作は，立脚初期にかけての**前後の動き**，**側方の傾斜**は立脚相から遊脚相にかけて全般に起こる（図 4-8）．回旋においては骨盤に付随するもので直接的な原因とはならない．

立脚初期の体幹の前後の動きに関与する筋群は，**大殿筋**と**ハムストリングス**である．これらの筋群は骨盤の前傾の動きを防ぐために活動している．もし筋力低下があれば意図的に体幹を後方に傾けることになる．

表 4-5　立脚中期から立脚終期での体幹の逸脱した動き

主な問題	主な原因と副次的な動き	分析
後傾	・股関節伸展筋の筋力要求を軽減するための意図的な動き	股伸展筋の筋力測定，骨盤の前後傾の確認
前傾	・荷重応答また単脚支持での過度な股関節屈曲による代償 ・大腿四頭筋の筋力要求を軽減するための意図的な動き ・障害された固有受容器における意図的な代償としての視覚的フィードバックを利用 ・体幹伸展の可動域制限 ・腹痛 ・上肢の補助としての利用 ・過度な足底屈による後方に残った上部体幹を前方へ動かすための意図的な運動	股伸展筋，体幹伸展筋の筋力測定 膝伸展筋の筋力測定 深部感覚検査 体幹伸展可動域測定 腹部の痛みの確認 上肢の振りの確認 足背屈可動域の測定
側屈	・股関節外転筋の筋力低下 ・股関節痛の意図的な逃避 ・短縮下肢の補助として ・股内転筋短縮 ・大腿筋膜張筋などの外側の筋短縮 ・体幹上部の側弯	股外転筋の筋力測定 股痛の確認 脚長差の測定 体幹，股内外転の可動域測定 大腿筋膜張筋短縮のテスト（オーベルテスト） 側弯の確認
後方回旋	・骨盤また下肢の動きから体幹の動きが分離することによる不安定性（例えば片麻痺） ・上肢による歩行補助具の利用	上肢の連合反応の確認
前方回旋	・骨盤また下肢の動きから体幹の動きが分離することによる不安定性（例えば片麻痺） ・上肢の補助としての過度な利用	上肢の連合反応の確認

▶ 後傾 backward lean：体幹の後方傾斜
▶ 前傾 forward lean：骨盤は前傾で股関節屈曲位になる
▶ 側屈 lateral lean
▶ 後方回旋 backward rotation
▶ 前方回旋 forward rotation

2）骨盤における「安定していない」「重い」を招く逸脱した動き（表 4-6）

　健常者の骨盤の動きは，体幹を支えるための「安定している」と，立脚終期での前方回旋による推進における，「軽い」という印象を招く．

　矢状面からみた骨盤の前後傾は，上の方へ引っ張る体幹筋と，反対に下肢の方に引っ張る筋によって維持されている．もしそれらの筋の不均衡が生じた場合，例えば前方の筋，腹直筋の筋力低下，股関節伸筋の筋力低下または股関節屈曲筋の痙縮の場合，骨盤は過度に前傾し，腰椎前弯が増強する（図 4-9）．

　骨盤後傾，骨盤前傾，同側骨盤の落ち込み，対側骨盤の落ち込み（図 4-10）の異常は，荷重応答期から続く問題である（表 4-4）．立脚中期から立脚終期にかけての主な問題は後方回旋の不足と過度の後方回旋である（図 4-11）．

表 4-6 立脚中期から立脚終期での骨盤の逸脱した動き

主な問題	主な原因と副次的な動き	分析
後方回旋の不足	・体幹と骨盤の動きに関与する筋の運動制御障害 ・腰痛 ・股関節の過度屈曲による副次的動き	下肢の伸展パターンの確認 腰痛の確認 対側肢の歩幅の減少をもたらす
過度の後方回旋	・下肢の動きと骨盤の動きが分離していない（例えば片麻痺） ・過度な底屈による副次的動き ・過度な股関節屈曲による代償的な動き ・下腿三頭筋の筋力低下による踵離れなしによる副次的な動き	下肢の伸展パターンの確認 股，足関節の可動域測定 足底屈筋の筋力測定 前進の減少を改善するための意図的な動き

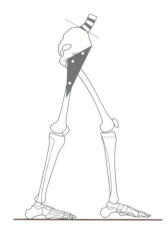

図 4-9 立脚終期での骨盤の前傾
立脚終期での股関節伸展制限による骨盤前傾は，腰椎前弯とともに後方回旋不足を起こす．これによって前方への推進が妨げられ「重い」という印象が生じる．

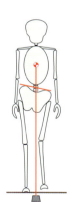 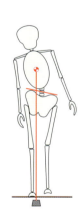 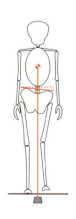 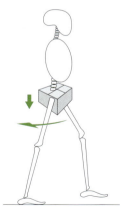

図 4-10 対側の骨盤の落ち込み
観察肢の股外転筋群の筋力不足による逸脱した動きには2つのタイプがある．左図は，身体重心が立脚側から離れた状態で体幹の対側への側屈を伴う場合がある（トレンデレンブルグ徴候）．中図は，立脚側（観察肢側）へ体幹が側屈し身体重心を立脚側へ近づけようとする（デュシェンヌ跛行）．正常では骨盤が若干右側が下がるものの，左図ほど下がらない．体幹は左図と同じである．

図 4-11 骨盤の過度の後方回旋
立脚終期での踵離れの欠如を伴う．

■ 腰椎前弯の増強　Increased lumbar lordosis（図4-12）

　腰椎の前弯を誇張したように歩く人も多いが，それは，場合によっては異常歩行として観察されるかもしれない．何らかの原因で前弯が増強しているならば，歩行周期の過程で前弯角度の増減が変化していることを意味する．前弯の増強は矢状面から観察でき，問題のある下肢側の立脚終期に増強が最大となる．

　腰椎前弯の増強の最も一般的な原因は，**股関節の屈曲拘縮**である．股関節は強直があると動けないように見えるかもしれない．その理由は屈曲肢位から大腿を後ろに動かすのを妨げるため，可動制限によりストライドが短くなるためである．大腿が鉛直位または伸展位であれば，この制限に打ち勝つことができる．股関節の動きではなく腰椎の伸展によって起こり，結果として腰椎前弯の増強が起こる．

3）股関節における逸脱した動き（表4-7）

　股関節における内・外旋，内・外転の異常は初期接地・荷重応答期から続く問題である．立脚中期から立脚終期にかけての股関節の主な問題は**過度な屈曲**である．

4）膝関節における逸脱した動き（表4-8）

　立脚中期から立脚終期での膝関節の安定性は前方へ進むことを保証するものであ

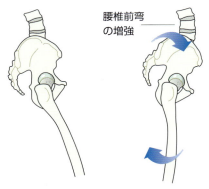

図4-12　腰椎の前弯
股関節の屈曲拘縮があった場合，大腿が鉛直位に動こうとすると骨盤全体は前方へ回旋しなければならない．その結果，腰椎は前弯を増すことになる．

表4-7　立脚中期から立脚終期での**股関節**の逸脱した動き

主な問題	主な原因と副次的な動き	分析
過度な屈曲	・股関節屈曲拘縮 ・過度な背屈や過度な膝屈曲による副次的な動き ・股関節痛 ・踵離れなしによる副次的な動き	股関節伸展，足背屈，膝伸展の可動域測定 股関節痛の確認 足底屈筋の筋力測定 大腿四頭筋と股関節伸筋群に対する筋力要求の増大

表 4-8 立脚中期から立脚終期での膝関節の逸脱した動き

主な問題	主な原因と副次的な動き	分析
過度な屈曲	・膝屈曲拘縮 ・膝屈筋の緊張亢進 ・過度な背屈による副次的な動き ・膝痛 ・股関節屈曲拘縮(単脚支持期)を伴う骨盤後傾による副次的な動き	股・膝伸展・足背屈の可動域の測定 膝屈筋群の筋緊張検査 足底屈筋の筋力測定 膝痛の確認 足底屈筋，大腿四頭筋と股関節伸展筋の要求の増大
動揺	・荷重応答期から続く	
過伸展または伸展スラスト(図4-13)	・過度な足底屈による副次的な動き ・大腿四頭筋の過緊張 ・固有受容器の障害 ・下肢の安定性を高めるための意図的な動き	足背屈の可動域測定 足底屈筋・膝伸展筋の筋緊張検査 深部感覚検査 膝関節後方関節包の損傷の危険性．膝関節の前方を通過する床反力ベクトルにより膝関節に伸展トルクが生じる
内反／外反	・関節または靱帯の不安定性 ・骨変形 ・距骨下関節の機能障害による(例えば，膝関節外反における過度の足回内) ・股関節外転筋筋力低下に対する代償としての体幹側屈を伴う副次的な動き	膝内外側靱帯のストレステスト X線での内外側裂隙の確認 距骨下関節での可動域測定 股外転筋の筋力測定

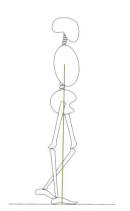

図 4-13 立脚中期での膝過伸展
床反力ベクトルによって外的な膝伸展トルクを生じている．

る．主な問題としての**過伸展**は，歩幅を減少させる(図4-13)．

5) 足部における「重い」を招く逸脱した動き(表4-9)

　立脚中期において，足関節と前足部を越える際の脛骨の前方への勢いの減少と立脚終期での踵挙上の妨げにより，前方への推進力が弱まり，骨盤の沈みこみが起こり「**重い**」という印象を招く．

　足部における過度な底屈，過度な内反，過度な外反の異常は，初期接地・荷重応答期から続く問題である．

表 4-9　立脚中期から立脚終期での足部の逸脱した動き

主な問題	主な原因と副次的な動き	分析
過度な背屈	・下腿三頭筋の筋力低下 ・過度な股関節屈曲や膝屈曲による副次的な動き ・対側肢の接地において意図的に低くする（立脚終期）	足底屈筋の筋力測定 股・膝・足関節の可動域測定 対側の股，膝伸筋群における筋力要求の増大 股膝伸展筋力の測定 踵挙上の妨げと対側肢の歩幅減少の可能性（立脚終期）
早すぎる踵離れ	・過度な底屈による副次的な動き ・踵部の痛み ・過度な膝屈曲による副次的な動き	足背屈の可動域測定．足底屈筋の筋緊張検査 踵の痛み確認 股・膝関節の可動域測定 中足骨骨頭への圧の増大の危険性
踵離れなし	・下腿三頭筋の筋力低下 ・足関節または中足骨骨頭の痛み ・不十分な足趾伸展による副次的な動き ・過度な背屈による副次的な動き	足底屈筋の筋力測定 足・中足趾節関節痛の確認 足関節背屈，中足趾節関節伸展の可動域測定 対側肢の歩幅の減少

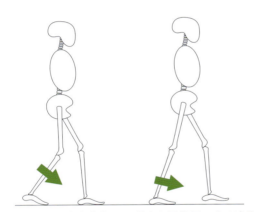

図 4-14　立脚終期での過度な足背屈による逸脱した動き
2つのタイプがあり，左図は膝関節の過度な屈曲とともに踵離れが起こることで，過度な背屈は観察によって認められない．右図は，踵離れの欠如である．

▶踵離れ heel off：健常では立脚終期に踵離れが起こるが，その前の荷重応答期あるいは立脚中期で床との接触において踵が離れている．

▶踵離れがない no heel off：立脚終期あるいは前遊脚期において踵の挙上がない（図4-14）．

3 遊脚前進：前遊脚期から遊脚初期での「滑らか」と遊脚中期の足部クリアランスによる「大きい」振出しに影響を与える逸脱した動き

　立脚終期の足関節最大背屈から前遊脚期での最大底屈にすばやく角度が変化し離床する．足関節だけではなく足趾，膝，股関節での協調した動きによって起こる．脚の振出しの際に生じる印象としては「滑らか」や「円滑さ」である．離床した脚はクリアラ

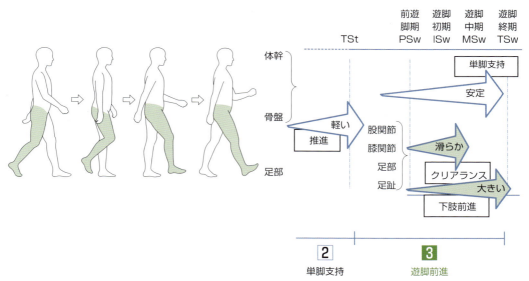

図 4-15　前遊脚期から遊脚終期での機能的課題と印象

ンスを保持しながら「大きく」振り出され歩幅を確保する（図 4-15）．
　前遊脚期から遊脚終期での機能的課題に影響を与えるのは，主に足趾（足部）から膝，股関節への逸脱した動きである．

1) 足趾における「滑らかでない」歩幅が「小さい」を招く逸脱した動き（表 4-10）

　不十分な伸展とクロートゥ／ハンマートゥは立脚終期と前遊脚期での前進への妨げと対側肢の歩幅の減少を生じさせる．

▶ アップ up（過伸展）：ニュートラル以上の足趾の伸展
▶ 不十分な伸展 insufficient extension：前遊脚期において健常以上の中足趾節関節の伸展不足
▶ クロートゥ／ハンマートゥ clawed toes/hammered toes：近位趾節間関節の屈曲あるいは伸展と遠位趾節間関節の屈曲

2) 足部における「滑らかでない」歩幅が「小さい」を招く逸脱した動き（表 4-11）

　これらの逸脱した動きは，足部のクリアランスを低下させ，遊脚肢の前進の妨げとなる．

▶ トゥドラッグ toe drag（図 4-16，17）：つま先が床をこすること．前足部と足趾が床から離れない不十分な足背屈（足趾伸展）
▶ 対側の伸び上がり contralateral vaulting
　観察肢が前進する際に対側の立脚肢の踵が過度に挙上する．
　遊脚期にある観察肢の振り抜きが阻害されないように，対側の過度な足底屈によって行われる．

表 4-10　前遊脚期から遊脚終期での足趾の逸脱した動き

主な問題	主な原因と副次的な動き	分析
アップ(過伸展)	・前脛骨筋の筋力低下または足背屈不足の代償 ・足趾伸筋の筋緊張亢進 ・深部感覚障害	足背屈筋の筋力 足趾伸筋の筋緊張．深部感覚． 靴の摩擦による足趾背側の皮膚のかぶれや胼胝による可能性
不十分な伸展	・外反母趾や強直母趾を含む足趾伸展の制限 ・足趾屈筋の筋緊張亢進 ・前足部の痛み ・踵離れなしによる副次的な動き	足関節・母趾の可動性 足趾屈筋の筋緊張 前足部の痛みの確認
クロートゥ/ ハンマートゥ	・足趾屈筋または伸展筋の筋緊張亢進 ・外在筋としての伸展筋群と内在筋群とのバランス不良 ・足底屈筋群の筋力低下の代償	足趾伸展屈筋の筋緊張 足趾伸展屈筋の筋力

表 4-11　前遊脚期から遊脚終期での足部の逸脱した動き

主な問題	主な原因と副次的な動き	分析
過度な底屈	・脛骨前面の筋群の筋力低下 ・底屈拘縮 ・底屈筋の筋緊張亢進 ・選択的な足背屈の制御(遊脚終期)	足背屈筋筋力測定 足関節の可動域測定 足底屈筋の筋緊張検査 足底背屈の分離した動きの確認
トゥドラッグ	・股関節屈曲制限，膝屈曲制限または過度な足底屈による副次的な動き ・固有受容器の障害	股・膝・足・足趾関節の可動域測定．足底屈筋の筋緊張検査．足背屈筋筋力測定 深部感覚検査 バランスを崩すことによる転倒．足趾の引っ掛かりによる損傷の危険性
反対側の伸び上がり	・遊脚肢の屈曲制限の代償 ・遊脚肢が対側に比してより長いこと(遊脚肢の足底屈)による代償	股・膝・足関節の可動域測定．足底屈筋の筋緊張検査．足背屈筋筋力測定 脚長差の測定 下腿三頭筋の筋力要求の増大

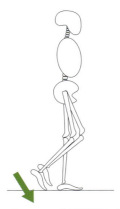

図 4-16　前遊脚期から遊脚初期でのトゥドラッグ
膝関節の屈曲制限がトゥドラッグを招く．

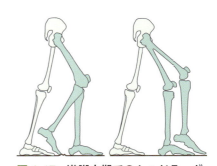

図 4-17　遊脚中期でのトゥドラッグ
左図は過度の足底屈によるトゥドラッグ．右図はトゥドラッグの代償として遊脚中期から遊脚終期での過度な股・膝関節の屈曲を表す．

3）膝関節における逸脱した動き（表4-12）

下肢の長さの調節としての膝関節での逸脱した動きは，足部クリアランスや下肢の前進を妨げ，歩幅の減少につながる．

前遊脚期での膝屈曲の制限は，遊脚肢の前進を妨げるため，以下の代償運動が観察される．骨盤の後傾，骨盤挙上，過度の骨盤の前方回旋，股関節の外転，過度の股関節屈曲，対側の伸び上がり，体幹の側屈である（図4-18）．

4）股関節における逸脱した動き（表4-13）

下肢の振り出しにおいて股関節の屈曲は膝屈曲に関与する．股内転筋群の筋緊張亢進によって振り出しの「大きい」に影響する（図4-19）．

▶パーストレトラクト past retract（引き戻し）（図4-20）：股関節をすばやく過度に屈曲し下腿を前方へ持っていき，遊脚終期で間を置かずに大腿を能動的に引き戻す．

5）骨盤における逸脱した動き（表4-14）

骨盤の前方回旋は，歩幅が最大になるように足部を「大きく」前進させることに関与

表4-12 前遊脚期から遊脚終期での膝関節の逸脱した動き

主な問題	主な原因と副次的な動き	分析
屈曲減少	・膝伸展拘縮 ・伸展筋群の筋緊張亢進（底屈筋あるいは膝伸展筋） ・膝痛 ・急激な膝屈曲による不安定性から起こる運動制御の障害 ・立脚終期での過度な股伸展または踵離地なしによる副次的な動き ・ハムストリングスの筋緊張亢進または股関節屈筋筋力低下による副次的な動き	膝関節の可動域測定 膝伸展・屈筋・足底屈筋の筋緊張検査 膝痛の確認 膝関節屈伸運動における協調性検査 足底屈筋の筋力測定 股屈曲筋の筋力測定 前遊脚期での膝屈曲の減少は遊脚初期での膝屈曲不足を招く
過度な屈曲	・膝屈曲拘縮 ・屈曲した股関節を維持する一方，膝を選択的に伸展する能力の低下 ・大腿四頭筋の筋力低下 ・ハムストリングスの筋緊張亢進	膝伸展の可動域測定 膝伸筋屈筋の筋緊張検査 膝伸展筋の筋力測定 膝屈筋の筋緊張検査 前足部また全足部接地となるための意図的な運動
過伸展	・固有受容器の障害 ・意図的に膝伸展となる	深部感覚検査 最大の膝伸展に到達するのを補助するための意図的な運動
対側の過度の膝屈曲	・観察している遊脚肢の意図的な床への接地 ・対側肢の単脚支持での過度な膝屈曲による副次的な動き	対側膝関節の可動域測定 脚長差の測定．観察している遊脚肢の長さが長い

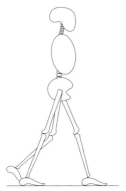

図 4-18 前遊脚期から遊脚初期での膝屈曲の減少

膝屈曲の制限はこの両方の相において遊脚肢の前進を妨げる．膝の屈曲が不足すると足関節は過度な背屈となり，踵接地時間が延長される．膝の屈曲によって遊脚期の準備をするという課題を満たすことができない．

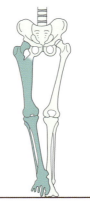

図 4-19 遊脚期での股関節の過度な内転

特に片麻痺患者での股内転筋の痙縮は，股関節の過度な内転を引き起こす．

表 4-13 前遊脚期から遊脚終期での股関節の逸脱した動き

主な問題	主な原因と副次的な動き	分析
屈曲減少	・股関節屈筋力の低下 ・股関節のすばやい屈曲ができない結果としての運動制御障害 ・背臥位での下肢伸展による挙上角度が約40°以下である ・股伸展筋の筋緊張亢進 ・股関節痛 ・トゥドラッグによる副次的な動き ・遊脚終期でのパーストレトラクトによる副次的な動き	股関節屈筋の筋力測定 下肢伸展パターンの確認 股関節屈曲(膝伸展位)の可動域測定 股伸展筋の筋緊張検査 股関節痛の確認 足背屈可動域，背屈筋力の測定，底屈筋緊張検査 深部感覚検査 荷重応答期での股関節伸展筋の筋力要求を軽減するための意図的な動き
過度の屈曲	・膝屈曲制限，過度な足底屈や遊脚肢の脚長による足の意図的な離床	膝・足関節の可動域測定．脚長差の測定
パーストレトラクト	・股屈曲の際の膝伸展を制御する筋活動の欠如 ・固有受容器の障害 ・ハムストリングスの筋緊張亢進 ・過度な足底屈での初期接地における意図的な下肢の肢位	股・膝伸展筋の筋力測定．足背屈の可動域測定 深部感覚検査 膝屈筋の筋緊張検査 次の荷重応答期での大腿四頭筋と股関節伸展筋の筋力要求の減少のための意図的な動き
外旋	・股関節屈筋力の低下の代わりに意図的な下肢の前進	股関節屈曲筋の筋力測定．トゥクリアランスを得るための意図的な動き
内転(図4-19)	・内転筋の筋力低下 ・内転筋の筋緊張亢進 ・対側肢の骨盤の落ち込みによる副次的な動き	股内外転筋・股屈筋の筋力測定 内転筋の筋緊張検査
外転	・観察肢が機能的に長い ・長い遊脚肢を離床するための代償	脚長差の測定

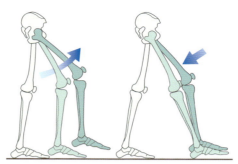

図 4-20 遊脚終期でのパーストレトラクト
主に弛緩性麻痺での膝関節を伸展させるための代償である.

表 4-14 前遊脚期から遊脚終期での骨盤の逸脱した動き

主な問題	主な原因と副次的な動き	分析
挙上	・遊脚肢の離床のトゥクリアランスを得るための意図的なこと	股・膝・足(足趾)関節の可動域測定.股・膝・足(足趾)関節の筋力測定
骨盤後傾	・下肢の前進による意図的なこと ・腰痛 ・腰椎伸展の制限	股関節の可動域測定.股屈筋の筋力測定 腰痛の確認 腰椎伸展の可動域測定
骨盤前傾	・股関節屈曲拘縮 ・体幹前傾による副次的な動き	股関節の可動域測定 深部感覚検査.体幹伸展可動域測定.腹部の痛みの確認 上肢の振りの確認 腰椎前弯による腰痛の危険性
前方回旋の不足	・対側肢の後方回旋の欠如 ・腰痛	下肢伸展パターンの確認.体幹と骨盤との分離した動きを確認 腰痛の確認
後方回旋の不足	・股関節の過度屈曲による副次的動き ・腰痛	股関節の可動性測定 腰痛の確認
過度の前方回旋	・下肢の前進による意図的なこと ・対側肢の骨盤の過度な後方回旋	歩幅の増加.腰痛の危険性
過度の後方回旋	・下肢の動きから骨盤へ連動していないことによる不安定性(例えば片麻痺) ・過度な足底屈による副次的な動き	下肢の伸展パターンの確認 足関節の可動域測定
同側骨盤の落ち込み	・対側肢の股関節外転筋筋力低下 ・IC での下肢を意図的に下げること ・内転筋の痙縮もしくは短縮	対側肢の股外転筋の筋力測定 腰痛の確認 股内転筋の筋緊張検査.股関節の可動域測定
反対側骨盤の落ち込み	・短縮した対側肢の代償としてトゥクリアランスの減少が起こり,トゥクリアランスを確保するために観察肢の骨盤を引き上げる	脚長差の測定

している．また骨盤の回旋は歩行パターンを「円滑」にみせる．
▶ **骨盤の引き上げ（挙上）hip hiking**：骨盤の片側がニュートラル・ゼロ・ポジションを越えて挙上する（参照：図 4-22）．

4 遊脚期に起こる機能的下肢長の左右差を原因とした異常歩行

機能的下肢長の左右差（Functional leg length discrepancy）が原因による異常歩行には，1）分廻し（circumduction），2）骨盤挙上（hip hiking），3）鶏歩（steppage），4）伸び上がり（vaulting）がある．

　この機能的な下肢長の左右差は，メジャーで計測することにより明らかにすることができる．さらにＸ線により正確に測定できる．機能的な下肢長の左右差は，単に長さが異なるだけとは限らず，歩行周期のある相において適切な長さに調節することができないということも含まれる．自然な歩行のためには，遊脚肢よりも立脚肢のほうがより長さを必要とする．もしそうでなければ遊脚肢は地面にひっかかり，対側の立脚下肢を通り過ぎることができない．一側の下肢が機能的に長いということは，立脚相において股関節，膝関節が伸展し足関節は底屈することである．逆に一側の下肢が機能的に短ければ，遊脚相において股関節と膝関節は屈曲し足関節は背屈していることになる．屈筋，伸筋が必要に応じて活動しなければ機能的な下肢の左右差を生じ，これらの異常歩行の１つになる．一般的に神経系の問題が関与しており，屈曲筋のいくつかの筋力低下や伸展筋の痙縮があると遊脚相の下肢の長さを調整することが不可能となり，伸展位に関節がロックされるため異常歩行となる．一方，屈曲筋の痙縮，伸展筋の筋力低下や屈曲拘縮では立脚相で下肢が短くなる．そのため，機能的な下肢長の左右差は，仙腸関節の問題も含んでいるといえる．

　機能的な下肢長の増加は，特に股関節や膝関節の伸筋の緊張が亢進することによって発生する下垂足（前脛骨筋の筋力低下また麻痺）を呈する脳血管障害に認められる．

　立脚相で長くなった脚や遊脚相での短くなった脚による問題をうまく調整するように歩行は修正されるため，互いに単独なものではなく，いくつかの組み合わせを念頭に置かなくてはならない．

1）分廻し　Circumduction

　遊脚肢による床接地は避けることができず，外側から弧を描がいていく場合を，分廻しという（図 4-21）．対側の下肢は正常である．分廻しの動きは前額面の前，後ろから観察できる．

　分廻しは，股関節屈曲筋力が低下した際に，遊脚肢の前進を補う動きである．伸展した股関節を屈曲の作用として，外転筋を働かせている．

2）骨盤の引き上げ（挙上）　Hip hiking

　骨盤の引き上げは，足のクリアランスを得るために遊脚側の骨盤を挙上する動きである．脊柱の筋や外側の腹壁筋群の活動による．この動きは前額面から観察される．

　遊脚肢側において骨盤を上に引き挙げることによって，前後軸における骨盤の傾斜と鉛直軸における骨盤の前後回旋により，下肢の前方への推進を可能にしている（図4-22）．また，遊脚相の初期において体幹を後傾することで推進を補助している．

　骨盤の引き上げは，ハムストリングスの筋力低下を伴うゆっくりした歩行において

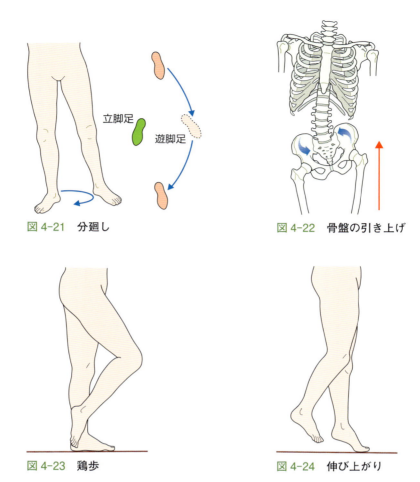

図 4-21　分廻し　　図 4-22　骨盤の引き上げ

図 4-23　鶏歩　　図 4-24　伸び上がり

観察される．

3) 鶏歩　Steppage

　鶏歩は**遊脚肢の単純な修正パターン**である．過度に膝関節と股関節を屈曲させることでクリアランスを増加させ，普通の状態より高く挙げている（図 4-23）．この動きは矢状面から観察できる．

　特に足底屈を伴うもので一般的には**尖足 drop foot** といい，不適切な背屈の制御によるものである．

4) 伸び上がり　Vaulting

　遊脚肢の床からのクリアランスは，立脚肢の爪先立ちによって増加する（図 4-24）．これは**体幹の急激な上下の動きが原因**で，エネルギー浪費が大きい．前額面，もしくは矢状面で観察できる．

　伸び上がりは立脚相での修正パターンである．分廻し，骨盤の引き上げ，鶏歩に関与し，遊脚相での修正を伴う．膝が遊脚相初期により伸展した場合，骨盤の引き上げのように**ハムストリングスの筋力低下**によるゆっくりした歩行を呈する．

2 逸脱した動きのパターン化

異常歩行を観察した場合，歩行相での主原因とする逸脱した動きを見極めることが必要である．しかし，逸脱した動きは1つの塊として観察され，その相での他の関節の動きに影響を与えるだけでなく他の相での逸脱動作を引き起こす．これには多くの**副次的な動き**が関与しておりパターン化することで，主原因からの影響の大きさを確認することができる．

初期接地(IC)では**全足底接地(foot-flat contact)**あるいは**前足部接地(forefoot contact)**という同じ逸脱した動きを呈するが，前後の相では原因となる逸脱した動きが異なっている(図4-25)．

1つは**遊脚終期(TSw)**において**過度な股関節屈曲**と**過度な膝屈曲**を呈した場合で，これによって二次的に初期接地(IC)では**全足底接地**となる．この二次的とは初期接地(IC)で生じた機能的な原因ではなく，前の相からの逸脱した動きが引き起こしたもので，これを**副次的な動き**という．この**副次的な動き**は，次の荷重応答期(LR)には**過度な背屈**となり，過度な股屈曲は立脚中期(MSt)では体幹前傾を生じる．過度な背屈は立脚終期(TSt)に踵離れなしを呈する．

一方，**遊脚終期(TSw)**において**過度な足底屈**によって初期接地(IC)で全足底接地あるいは前足部接地を呈した場合は，次の荷重応答期(LR)では**膝伸展スラスト**が立脚中期(MSt)まで続き，**立脚終期(TSt)**では過度な足底屈により**早期の踵離れ**となり**トゥドラッグ**の可能性を呈する．

このように1つの逸脱した動きは副次的な動きによってパターン化される．

図4-26は足関節の過度な底屈による逸脱した動きをパターン化したものである．初期接地(IC)での前足部接地は，荷重応答期(LR)において3つの典型的な動きを

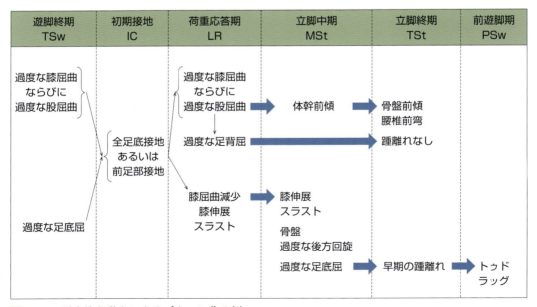

図4-25　副次的な動きによるパターン化の例

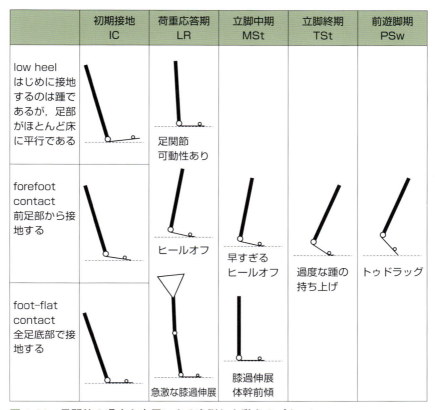

図 4-26 　足関節の過度な底屈による逸脱した動きのパターン

呈する．はじめは踵から接地するが足部がほとんど床に平行の状態である．接地の部位により足外側部接地，足内側部接地，前足部接地に分ける．足部の可動性がある場合は荷重応答期にすばやく踵が床に落ちる．それにあわせて膝関節が伸展するので，あたかも大腿四頭筋の筋力低下を原因としてしまうが誤りである．足部での可動性がない場合は踵が離床したままである．踵をつけようとすると膝は急激に過伸展する．また立脚中期（MSt）においては，前足部接地から立脚中期（MSt）となった場合，下腿の前方への動きが阻害される．その場合，**早期の踵離れ**（ヒールオフ），あるいは踵接地による急激な膝過伸展となる．膝過伸展となると身体の勢いによって脛骨上で大腿が前にいこうとする，いわゆる体幹の前傾によって身体重心が前に移動する．反対肢の歩幅は減少し歩行速度が低下する．

　過度な背屈による逸脱した動きのパターン化は，初期接地（IC）ではニュートラル・ゼロ・ポジションを越えた背屈から始まる（図 4-27）．次の荷重応答期（LR）に健常では足底屈位になるが，足底屈制限では膝関節に影響を与える．底屈-10°の制限の場合は過度な膝屈曲となる．また短下肢装具の足継手の過度に背屈に設定された初期角度により急激に膝屈曲が起こる．これは足関節の過度な背屈による**副次的な動き**である．さらに次の相である立脚中期（MSt）では過度な膝屈曲により大腿四頭筋の活動が大となる．反対側遊脚肢の勢いが増すことで体幹が前に傾く．立脚終期（TSt）では過

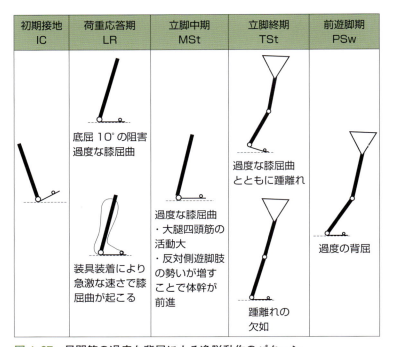

図 4-27　足関節の過度な背屈による逸脱動作のパターン
立脚中期と立脚終期以外の相においてニュートラル・ゼロ・ポジションを越えた背屈.

度な膝屈曲とともに，早期の踵離れの場合と膝伸展位での過度な背屈による踵離れ欠如が認められる．

第5章 データ・フォームによる分析

1 データ・フォームの記載のしかた

歩行分析は、逸脱した動きを読み取ることから始まる。そのためにはあらかじめ着目すべきポイントが記載されているデータ・フォームを利用すると分析しやすい。

1 O.G.I.G 歩行分析基本データ・フォーム

まず、異常歩行の概要を捉えるには、O.G.I.G (Observational Gait Instructor Group)の歩行分析基本データ・フォームを用いるとよい(図5-1)。

この歩行分析基本データ・フォームは、観察に基づいて各歩行相におけるクリティカルイベントを関節肢位の動きごとにチェックする方法で、非常に簡便で使用しやすい。観察する際の視線の動きは、初期接地(IC)では足部から上方に、荷重応答期(LR)では膝関節の動きをチェックする。その後、立脚中期(MSt)では足部から再度、上方へ膝関節、立脚終期(TSt)での股関節伸展の動きから下方へ視線を動かし、遊脚初期(ISw)では膝屈曲、遊脚中期(MSw)では足部のクリアランスをチェックする。パターン化した上下縦への視線の動きによって、一歩行周期におけるイベントをチェックしていく。一歩行周期の中ですべてを観察するのは困難であるが、初期接地

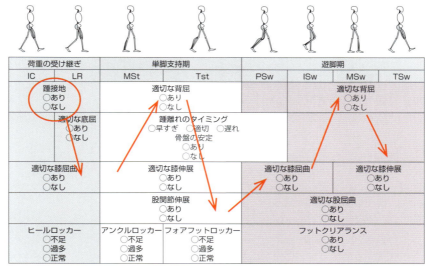

図 5-1 O.G.I.G (Observational Gait Instructor Group)の歩行分析基本データ・フォーム

矢印は各相でのクリティカルイベントへの視線の動きを示す。上下縦の動きによる観察が必要である。(月城慶一,他 訳:観察による歩行分析. p172, 医学書院, 2005 より一部改変して転載)

(IC)では足背屈と荷重応答期(LR)で膝屈曲，脛骨の前方への傾き，また立脚中期(MSw)から立脚終期(TSw)では足背屈と股関節伸展との動きを1つのセットとするとチェックしやすい．しかしながら異常があるかないかという選択なので，おおまかに全体の動きを捉えるためのフォームと考えるべきである．異常歩行における逸脱した動きを明確にするためには，観察した歩行を健常の歩行パターンや関節肢位に照らし合わせていくことが必要である．歩行を観察するうえではクリティカルイベントへの着目は重要であり，初期の段階でのトレーニングには適している（⇒25頁3章-4参照）．

2 印象に基づく歩行分析データ・フォーム（全身様式）

Gait Analysis：Full Body Sheet は，米国にあるランチョ・ロス・アミーゴ国立リハビリテーションセンターで作成されたデータ・フォームである（「Observational Gait Analysis Hand book」2001年発行，p72に掲載）．このデータ・フォームには，各歩行相における全身の逸脱した動きが記載されており，観察によりそれらをチェックすることにより，逸脱した部位のみならず各歩行相における全身の評価が可能である．これによって主原因からの逸脱なのか，代償的な逸脱なのかをデータ・フォーム上で検討することができる．

著者はこのデータ・フォームの上段に印象の欄を加え，その**印象に影響を与える逸脱した動き**に色付けをすることで，動きの印象から機能的課題に着目することができるよう工夫した（**図5-2/モノクロ版は134頁に掲載**）．縦列の項目には典型的な逸脱した動きが列挙され，体幹から下方に骨盤，股関節，足趾と部位別に区分けされている．横列は歩行相で区分けられている．チェックボックスには，以下4つの意義がある．

①□は，印象に影響を与え，かつ歩行のメカニクスに意義のある逸脱した動きが認められる部位である．

②□は，①のボックス以外で歩行のメカニクスにおいて意義のある逸脱動作として認められる相が該当する．

③□は，逸脱動作が起こる可能性があるが，機能的な問題には影響しない．

④□は，異常が起こらない部分である．

例えば，一般的に体幹の前後傾の逸脱動作は荷重応答期(LR)から立脚終期(TSt)で生じる．立脚相で問題がなければ，同側での遊脚相において問題は生じない．もし遊脚相で生じた現象であれば，それは遊脚相の固有の問題ではなく，立脚相から引き続き起こっている問題となる．

そのシートからいろいろな関節がどのように逸脱動作にかかわっているかを推測し問題解決の糸口をみつけることができる．

このデータ・フォームによって検討すべき点は以下のとおりである．
1) 全体的な印象をつかむ．
2) その印象において3つの機能的課題の中で達成を妨げられている主な課題を明確にする．
3) それぞれの問題の可能性のある原因を決定する．
4) 主な問題は何か．

1 データ・フォームの記載のしかた

歩行分析データ・フォーム（全身様式）

観察肢　L □
　　　　R □

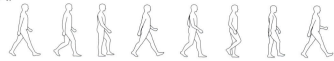

印象	力強い / 弱い	勢い / ない	安定 / してない	軽い / 重い	滑らか / でない		安定 / してない	大きい / 小さい
機能的課題	荷重の受け継ぎ		単脚支持		遊脚前進			
歩行相	IC	LR	MSt	TSt	PSw	ISw	MSw	TSw

（体幹／骨盤／股関節／膝関節／足関節／足趾の各項目に対する逸脱動作の評価表）

- □：印象に影響を与え，かつ歩行のメカニクスに意義のある逸脱した動きが認められる
- □：歩行のメカニクスにおける意義のある逸脱した動きが認められる
- □：逸脱動作が起こる可能性があるが，機能的な問題には影響しない
- □：異常は起こらない

※：前額面からの方が観察しやすい逸脱した動き

図 5-2　印象に基づく歩行分析データ・フォーム（全身様式）

Observational Gait Analysis Handbook. p72, Gait Analysis Full Body.（※許可を得て一部改変して掲載）

表 5-1　観察による歩行分析の秘訣

1) 歩行分析のスキルを上げるには，数分間の歩行が可能な患者を選択して試行する．観察者は患者の服の裾をズボンに入れ，すべての関節が観察しやすいように服を整える．装具や杖などの補助具は歩行分析中には使用しないことが理想である．もしその補助具が必要なら最小限にすべきである．
2) 歩行分析データ・フォームは，一度に 1 つの肢を評価するように作成されている．両側の障害をもつ患者においては，より問題を有する肢を選択する．他の肢については二次的な分析を要する．
3) 患者には休憩を取りながら数回の歩行をお願いする．最初の歩行の際，逸脱について全体的な印象をつかむ．速度や安定性，硬さ，歩幅，上肢の支えについて観察する．3 つの機能的課題での達成度について阻害している課題を取り上げる．
4) 1 つひとつの側面ごとに観察し，関節の動きを正常と比較する．8 つのすべての歩行相を通して 1 つの関節を注視する．最初は足関節，次に膝，股，骨盤，そして体幹へとクリティカルイベントに照らし合わせる．各関節の主な逸脱した動きに集中する．Full Body Sheet（全身様式）のボックスを参考にする．観察者はすべての逸脱した動きをみるために，3 つの異なった方向，矢状面，前額面（**前方から・後方から**）から観察される．
5) 患者の休憩時に，観察者はフォームを用いて検討する．各相での各関節での正常可動域とその相の動きを再確認する．追加する観察項目の戦略を計画する．
6) 最も主な逸脱には☑として表す．いくつかの逸脱には☑の代わりに略語を入れてもよい．（例：IR/ 内旋 Iv/ 回内）

(Observational Gait Analysis : Los Amigos Research & Education Center, p65 より引用)

5) 再考し，疑いを明らかにする可能性のある原因を参照する．

それぞれの逸脱動作は，歩行がどのように影響しているか，荷重応答（LR），単脚支持と前進への振出しにおける機能的な課題を達成するための能力をどのように妨げているかである．

Rancho Los Amigos による「Observational Gait Analysis Handbook」には，歩行分析シートを使用した観察による歩行分析の秘訣と称して手順が紹介されている（**表 5-1**）．

2　データ・フォームの解釈の仕方：原因の絞り込み

観察による歩行分析の最終目標は，適切な治療計画の立案と介入である．効果的な治療へ導くには，意義のある問題や原因を把握するべきである．問題解決のためのアプローチはシステマチックな手法が必要であり，主要な問題を見極めたうえで，それらの問題が生じた可能性のある原因を絞り込むことである．

治療に向かって意義のある問題を絞り込むには，

1) 歩行を観察し Full Body Sheet（全身様式）に逸脱した動きを記録する．

全体的な印象と機能的課題（**荷重の受け継ぎ，単脚支持，遊脚前進**）を関連付け，3 つの課題達成のうちどの課題が影響を与えているかを特定する．いくつかの逸脱した動きは識別しにくく，観察が難しいかもしれない．その場合，録画でのスロー再生は逸脱した動きの確定に有効である．歩行速度や歩幅の低下は，客観的なテストの結果によって表される．加えて機能形態面での検査の結果は，観察された逸脱した動きの推測として活用される．機能形態面での検査が根本にあり，逸脱した動きが生じる可能性がある歩行相のある関節においてより注目することができる．

2）それぞれの機能的課題に照らし合わせることで，逸脱した動きの意義が決定される．

そのためには各歩行相におけるクリティカルイベントの動きと肢位の観察から始める．クリティカルイベントは，機能的課題の達成に貢献する動きや肢位である．もし機能的課題が起こらなければ，観察された逸脱した動きは一般的に意義のあるものである．Full Body Sheet（全身様式）は，逸脱した動きが意義のあるものかどうかの判断を助けるものとなる．荷重の受け継ぎ，単脚支持，遊脚前進における意義のある逸脱した動きを抽出することである．

3）この Full Body Sheet（全身様式）の右欄の各項目に 3 つの機能的課題を妨げる主原因を記載しておくとよい．これは重要な問題の要約として役に立つ．

3 データ・フォームの活用法の実際

腰椎椎間板ヘルニアや坐骨神経損傷の患者を例にして，臨床上よくみられる腓骨神経麻痺による下垂足（drop foot）について，Full Body Sheet（全身様式）を用い解説する（図 5-3）．

全体的な印象から遊脚肢の振り出しで足部，膝関節での滑らかさがなく，体幹の不安定性を生じている．また立脚初期（IC〜LR）での足接地において弱く勢いがない．

観察における 1 つ目の着目点は，遊脚中期（MSw）と遊脚終期（TSw）の過度な底屈である．遊脚中期（MSw）でのクリティカルイベントは足関節ニュートラル・ゼロ・ポジションなので，遊脚中期（MSw）での過度な足底屈は足部のクリアランスを妨げる．したがって意義のある逸脱した動きである．これは遊脚前進における主な問題として挙げられる．2 つ目の着目点は，遊脚中期（MSw）における過度な股関節屈曲である．しかし，これは意義のある逸脱した動きではなく，下肢の前進の妨げとはなっていない．過度な股関節の屈曲は代償の結果生じた逸脱した動きである．これらの逸脱した動きは，患者にとって制御することができない問題に対して意図的に操作した動きである．遊脚中期（MSw）における過度な股関節屈曲は足部が過度な底屈の場合，足部が床を越えて通過するために必要である．股関節屈曲なしに足部のクリアランスを得ることは不可能である．つまり，過度な足底屈は遊脚前進において根本的な主問題である．股関節屈曲は代償性のため，意義のある逸脱した動きとはいえない．

また，初期接地（IC）でのクリティカルイベントは踵接地である．前足部の接地は衝撃吸収のための準備不足となり，次の荷重応答期（LR）でのクリティカルイベントである脛骨の前傾に影響を与えている．荷重応答期（LR）における膝屈曲による大腿四頭筋の衝撃吸収作用が見られないのは，大腿四頭筋の筋力低下による膝屈曲不足ではなく，初期接地（IC）での足背屈筋力低下によるものである．

■原因を絞り込んでいく過程

1）主な問題が生じる可能性のある原因はなにか？

神経筋あるいは筋骨格系による機能形態面から引き起こされる典型的な原因とし

第5章 データ・フォームによる分析

歩行分析データ・フォーム（全身様式）

観察肢　L ☑
　　　　R ☐

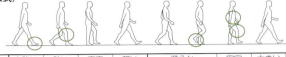

印象	力強い	勢い	安定	軽い	滑らか	安定	大きい
	弱い	ない	してない	重い	ない	してない	小さい
機能的課題	荷重の受け継ぎ		単脚支持		遊脚前進		
歩行相	IC	LR	MSt	TSt	PSw	ISw	MSw	TSw

			IC	LR	MSt	TSt	PSw	ISw	MSw	TSw	主な問題
体幹		前後傾斜：後/前									【荷重の受け継ぎ】
	*	側方傾斜：右/左							✓		・前足部接地
		回旋：後/前									・過度な膝屈曲(IC)
骨盤	*	引き挙げ							✓		・膝屈曲の減少(LR)
		傾斜：後/前									
		前方回旋の不足									
		後方回旋の不足									【単脚支持期】
		過度な前方回旋									
		過度な後方回旋									
	*	同側の落ち込み									
	*	反対側の落ち込み									
股関節	*	屈曲：減少									【遊脚前進】
	*	過度							✓		・過度な膝屈曲
		伸展：減少									・過度な足底屈
		パーストレトラクト								✓	・パーストレトラクト
	*	回旋：内旋/外旋									
	*	内転/外転									
膝関節		屈曲：減少		✓							
		過度	✓						✓	✓	
		伸展：減少									
		動揺									
		過伸展									
		伸展スラスト									
	*	内反/外反									
		反対側の過度な屈曲									
足関節	*	前足部の接地	✓								
		全足底接地									
		フットスラップ									
		過度な底屈	✓					✓	✓	✓	
	*	過度な背屈									
	*	内反/外反									
		踵離地									
		踵離地なし									
		引きずり									
		反対側の伸び上がり									
足趾	*	挙上									氏名：○○　○○
		不十分な伸展									診断：左腓骨神経骨折
		クロウトゥ/ハンマートゥ									

☐：印象に影響を与え，かつ歩行のメカニクスに意義のある逸脱した動きが認められる
■（薄青）：歩行のメカニクスにおける意義のある逸脱した動きが認められる
■（黄緑）：逸脱動作が起こる可能性があるが，機能的な問題には影響しない
■（濃緑）：異常は起こらない
＊：前額面からの方が観察しやすい逸脱した動き

図 5-3　腓骨神経麻痺による下垂足（drop foot）の例
Observational Gait Analysis Handbook. p72, Gait Analysis Full Body. （※許可を得て一部改変して掲載）

て，一般的に以下の4つのカテゴリーに分類される．
- 運動制御障害
- 異常な関節可動域
- 感覚障害
- 疼痛

　運動制御障害は，末梢ならび中枢性の損傷を含んでいる．末梢神経障害，廃用症候群や筋障害または損傷は末梢性であり，筋力低下として表れる．中枢神経系を含めると筋力低下，同様に筋緊張，感覚低下，失行，失調また固縮という症状となる．

　過度あるいは制限のある動きは，異常な関節可動域のカテゴリーに含まれる．関節拘縮（軟部組織の制限によるもの），関節の癒着，関節のアライメント，姿勢性代償そして靱帯の弛緩性など，このカテゴリーにおいていくつかの原因が存在する．

　感覚障害は，基本的に固有感覚の問題に関与する．固有感覚障害は協調性のない歩行パターンを呈することが多い．固有感覚障害を有する患者は弱い部位の代わりに，より強力な筋群を活用することができない．その結果，筋力は維持されているのにかかわらず予測した以上に異なった歩行パターンとなる．バランス障害とは，運動制御と感覚因子の両方によるのである．

　疼痛は患者が不快さを回避する，あるいは和らげようとしたときに逸脱した歩行となる．疼痛は他のカテゴリーの原因に関連しているが，臨床的にはより有意義な原因となりうる．例えば，膝関節の靱帯性損傷患者は，膝関節痛だけでなく関連した関節への可動制限をきたし，歩行全体に影響する．

2）逸脱した動きの原因を特定する

　そのためには，各歩行相における筋活動と関節角度を参考にすることで，活動すべき筋群のクリティカルイベントへの役割について考える．例えば，下腿三頭筋は単脚支持期で脛骨の制御のために活動する．もし筋力が低下すれば立脚中期（MSt）から立脚終期（TSt）において過度な足背屈になるかもしれない．下腿三頭筋筋力の低下があっても，一般的に荷重応答期（LR）での過度な足背屈とはならない．正常では下腿三頭筋の筋活動はないので，荷重応答期（LR）での過度な足背屈の原因は，そのときに活動している筋群，股関節伸展筋などの筋力低下が関与していると考える．単脚支持期での過度な足背屈のもともとの原因は，下腿三頭筋の筋力低下である．しかしながら，単脚支持期での過度な足背屈の原因として，股関節屈曲拘縮による可能性も考えられる．股関節屈曲拘縮が存在すると，足部を越えて体幹のアライメントを維持するには過度な膝屈曲と足背屈が必要となる．この場合，過度な膝屈曲と足背屈の両方が，二次的な逸脱した動き（副次的な動き）である．

3）最も可能性のある原因を決定するために，まずは可能性のあるすべての原因を列挙する

　このためには診断やそれに付随した臨床像，また機能形態面での検査結果を加味し，加えて歩行周期を通してその関節を分析する．もし確かな原因があれば，それを決定するために，他の歩行相で生じているその関節の動きを観察する．最終的に明確な原因を確定するために，機能形態面の評価結果を参照する．

典型的な下垂足(足底屈)の症例において，機能形態面における主な原因，二次的な原因，そして関連した逸脱した動き(主な問題に関連して生じた典型的な問題)について表す(表5-2).

遊脚中期(MSw)の過度な底屈は，意義のある逸脱した動きであり遊脚前進における主問題として挙げられる．この相で要求される筋群や関節角度を考慮すると，遊脚前進における遊脚中期(MSw)での底屈の原因は，次の4つである．
・前脛骨筋の筋力低下
・底屈位拘縮
・底屈筋の筋緊張

表 5-2 下垂足の例における歩行での問題点と原因

機能的課題		荷重の受け継ぎ(WA)		単脚支持(SLS)		遊脚前進(SLA)		
機能的達成項目		衝撃緩衝 前進 安定性		前進 安定性		足部クリアランス 下肢前進		
相		IC	LR	MSt	TSt	PSw	Isw	MSw	TSw
意義		✓	✓	✓	✓	✓*	✓	✓	
主な原因	運動制御			下腿三頭筋と大腿四頭筋の筋力低下				
		背屈筋力低下				背屈筋力低下		
						足関節の選択的動きの欠如		
		底屈筋痙縮 ──────────────────────────────→						
	可動域制限	底屈拘縮 ──────────────────────────────→						
	固有受容器	固有受容器の障害 ──────────────────────→						
	疼痛	足関節また踵の疼痛 ────────────────────→						
二次的原因		・膝伸筋筋力低下による正常なLRを避けるための代償						
		・膝伸筋痙縮によるヒールロッカーの制限による代償						
		・TSwでの過度な底屈による副次的な動き						
関連した逸脱動作		・前足部，足底またローヒール		・早期単脚支持期での早まった踵離れ，または後期単脚支持期での踵離れの遅れ		・前遊脚期の膝屈曲の制限		
		・踵離れ		・足趾の不十分な伸展		・トゥドラッグ		
				・股関節の後方回旋の不足		・大腿骨の挙上		
				・体幹前傾				

＊もし5°以上の底屈なら

・足関節痛

次に患者の診断，歩行周期の他の相で起こっている動きや病態像によって可能性のある原因を絞り込む．例えば，何も訴えのない下肢骨折後の患者において，底屈筋緊張が臨床所見として認められにくくても，遊脚中期(MSw)では過度な底屈が観察される場合がある．患者が単脚支持で正常な背屈を表し，遊脚前進における正常な足部クリアランスであるなら，必要な足背屈角度は確保されている可能性がある．しかし，単脚支持期での荷重下では伸び縮みのある底屈拘縮を有する患者もいる．そのため可能性のある原因としての底屈の拘縮を評価するとともに，必要な背屈角度なのかを検査することが重要となる．過度な底屈が起こる最も可能性のある原因は，前脛骨筋の筋力低下である．原因の絞り込みには患者の前脛骨筋の身体的評価，特に徒手筋力テストの結果を参照するとよい．

4 症例提示

■症例　腰部脊柱管狭窄症(第4・5腰椎間)の一例(図5-4)

55歳．女性．主訴：腰痛と右下肢痛．
徒手筋力検査(MMT)：右足の背屈ならび内がえし，段階2(poor)，右足内側アーチの低下著明

印象
右下肢の立脚初期での勢いがなく，遊脚相での足部での「滑かさ」がなく，クリアランス不足による不安定性が生じている．

1) フットスラップ／荷重応答期(LR)

まず初期接地(IC)にて踵接地を確認し，荷重応答期(LR)でのフットスラップの有無を観察する．その現象があれば足関節のフットスラップに☑する．前脛骨筋による遠心性収縮が不足すると，次の求心性収縮による脛骨の前傾が不十分となる．そのため荷重応答期(LR)での膝屈曲角度の低下を生じる．つまり二次的な原因，副次的な動きとして荷重応答期(LR)での膝関節の屈曲減少に☑となる．

2) 遊脚相でのクリアランスの影響

主原因の前脛骨筋の筋力低下により，遊脚相での遊脚中期(MSw)と遊脚終期(TSw)に問題が生じる．遊脚中期(MSw)での足底屈によって足部のクリアランスの機能を果たすためには，代償として股関節，膝関節の過度の屈曲を生じる．遊脚中期(MSw)での足関節の過度な底屈に☑となる．次に膝関節の屈曲過度に☑，あるいは股関節の屈曲過度に☑，骨盤の引き上げに☑となる．

3) 立脚中期(MSt)でのKnee in現象

立脚中期(MSt)での足部が外向き(外転位)で膝は内向き，いわゆるKnee in現象は，足関節の外反に☑となる．さらにその代償として膝関節の外反に☑することになる．これは荷重応答期(LR)での距骨下関節の回内作用に原因がある．後脛骨筋の筋

第5章 データ・フォームによる分析

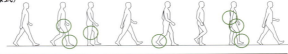

歩行分析データ・フォーム（全身様式）

観察肢　L □
　　　　R ☑

印象	力強い / 弱い	勢い／ない	安定／してない	軽い／重い	滑らか／でない	安定／してない	大きい／小さい
機能的課題	荷重の受け継ぎ		単脚支持		遊脚前進		
歩行相	IC	LR	MSt	TSt	PSw	ISw	MSw	TSw

（「勢い」の「ない」、「安定」の「してない」に○印）

主な問題:
【荷重の受け継ぎ】
・膝屈曲の減少（LR）

【単脚支持期】

【遊脚前進】
・過度な膝屈曲
・過度な足底屈

氏名：○○　○○
診断：脊柱管狭窄症

凡例：
□：印象に影響を与え，かつ歩行のメカニクスに意義のある逸脱した動きが認められる
■（水色）：歩行のメカニクスにおける意義のある逸脱した動きが認められる
■（黄緑）：逸脱動作が起こる可能性があるが，機能的な問題には影響しない
■（濃緑）：異常は起こらない
＊：前額面からの方が観察しやすい逸脱した動き

図5-4　腰部脊柱管狭窄症（第4・5腰椎間）の例（観察肢：右）
Observational Gait Analysis Handbook. p72，Gait Analysis Full Body.（※許可を得て一部改変して掲載）

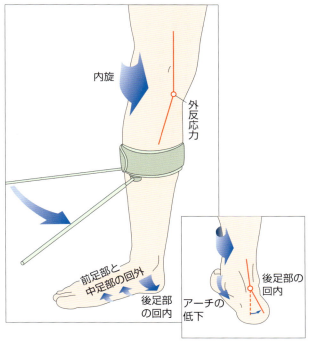

図 5-5 後脛骨筋の作用
踵接地時に床反力ベクトルが踵骨外側を通るので，距骨下関節の外がえし，回内作用が生じ，内側縦アーチが低下していく．この動きを制御しているのが後脛骨筋である．後脛骨筋などの回外筋群の遠心性収縮の活動低下は，距骨下関節の過度な回内を生じ下腿の内旋を引き起こす．これにより膝関節に外反応力を生じる．

力低下によって距骨下関節の回内が急激に起こり，下腿が内旋し膝関節が外反位となる（図 5-5）．

4）前遊脚期（PSw）での足外反

　機能的な問題には影響しないが，逸脱した動きが起こる可能性のあるボックスである．歩行における機能的課題である衝撃吸収から立脚安定の役割を十分に果たした後に残存的な動きとして生じる（図 5-6）．

　荷重応答期（LR）での膝関節屈曲減少は，足部からの副次的な動きである．遊脚中期（MSw）での膝・股関節の過度の屈曲は，主原因としての足背屈筋力低下から生じる他関節の意図的な代償動作である．これらの動きが大きければ主原因の問題も大きいといえるが，代償動作が小さければ主原因の意義も小さいということになる．つまり副次的な動きや代償運動の大きさによって，主原因の重症度を把握することになる．また，主原因に対する治療の効果もこれらの動きの改善によって観察することになる．

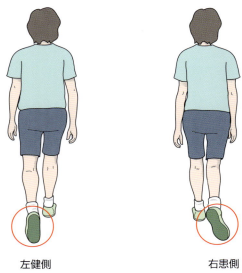

　　　左健側　　　　　　　　右患側
図 5-6　前遊脚期での足外反

■症例　変形性膝関節症の一例(図 5-7)

　65歳，女性．主訴；左膝痛．左のももの外側が突っ張る感じがする．
　関節可動域検査(ROM-T)；左膝／伸展-5°，屈曲115°，左膝内側裂隙部の圧痛あり

印象

　体幹の揺れによる不安定性を生じているがリズミカルで習慣化した動きのようである．前方への推進においては「重い」印象を生じている．

1)体幹の側方への傾斜／荷重応答期(LR)
　左肢の荷重応答期(LR)での体幹の左への側方傾斜☑が起こり，前遊脚期(PSw)に戻る(図 5-8)．荷重時痛による体幹の動揺は荷重応答期(LR)に多く認められる．また，体幹の前方への傾斜も認められる場合がある．

2)膝の過伸展／立脚中期(MSt)
　荷重応答期(LR)での膝関節の屈曲減少☑は立脚中期(MSt)での膝過伸展を生じる．

3)踵離れなし／立脚終期(TSt)
　立脚中期(MSt)での膝関節の過伸展☑は立脚終期(TSt)まで続き，それは過度な背屈位となり踵離れなし☑を生じる．そのことから骨盤の過度な後方回旋☑となる．そのため対側の歩幅は小さくなる．
　この症例では左下肢の荷重応答期(LR)で体幹の左傾斜が表われ，この傾斜は前遊脚期(PSw)に戻る(図 5-8)．荷重応答期(LR)での体幹の患側への傾斜により，身体重心を患側へ移動させ床反力ベクトルを膝関節中心に近づけることで，必要な床反力を減少させるという意図的な代償動作である．これは体幹を前傾することによって膝関節に身体重心を近づけることで，必要な膝伸展力を少なくさせていることと同様である．

4 症例提示

歩行分析データ・フォーム（全身様式）

観察肢　L ☑
　　　　R ☐

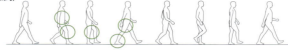

印象	力強い / 弱い	勢い ない	安定 してない	軽い 重い	滑らか でない	安定 してない	大きい 小さい
機能的課題	荷重の受け継ぎ		単脚支持		遊脚前進		
歩行相	IC	LR	MSt	TSt	PSw	ISw	MSw	TSw

			IC	LR	MSt	TSt	PSw	ISw	MSw	TSw	主な問題
体幹		前後傾斜：後/前									
	＊	側方傾斜：右/左		✓			✓				【荷重の受け継ぎ】
		回旋：後/前									・体幹の側方傾斜
骨盤	＊	引き挙げ									・膝屈曲の減少
		傾斜：後/前									
		前方回旋の不足									
		後方回旋の不足									
		過度な前方回旋									【単脚支持期】
		過度な後方回旋				✓					・膝過伸展
	＊	同側の落ち込み									・膝内反
	＊	反対側の落ち込み									
股関節	＊	屈曲：減少									【遊脚前進】
	＊	過度									
		伸展：減少									
		パーストレトラクト									
	＊	回旋：内旋/外旋									
	＊	内転/外転									
膝関節		屈曲：減少		✓							
		過度									
		伸展：減少									
		動揺									
		過伸展			✓	✓					
		伸展スラスト									
	＊	内反/外反		✓	✓	✓					
		反対側の過度な屈曲									
足関節	＊	前足部の接地									
		全足底接地									
		フットスラップ									
		過度な底屈									
	＊	過度な背屈									
	＊	内反/外反									
		踵離地									
		踵離地なし				✓					
		引きずり									
		反対側の伸び上がり									
足趾	＊	挙上									氏名：○○　○○
		不十分な伸展									診断：左変形性膝関節症
		クロウトゥ/ハンマートゥ									

☐：印象に影響を与え，かつ歩行のメカニクスに意義のある逸脱した動きが認められる
☐：歩行のメカニクスにおける意義のある逸脱した動きが認められる
■：逸脱動作が起こる可能性があるが，機能的な問題には影響しない
■：異常は起こらない
＊：前額面からの方が観察しやすい逸脱した動き

図 5-7　左変形性膝関節症の例（観察肢：左）

Observational Gait Analysis Handbook. p72, Gait Analysis Full Body.（※許可を得て一部改変して掲載）

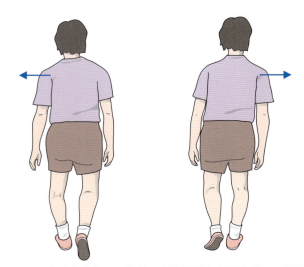

図 5-8　荷重応答期での体幹の側方傾斜と前遊脚期での戻り

　体幹を側屈することで重心を荷重側に近づけ，膝内側へのストレスを軽減しようとしているため，荷重時痛によって生じる体幹の側方動揺の改善が治療効果の観察ポイントとなる．

5　データ・フォームを使用することの利点

　歩行の観察は，データ・フォーム上の横方向と縦方向の項目に着目することで行う．刻々と変化する歩行相ごとに関節の動きの正常から逸脱した動きに着目し，縦方向の項目に着目することで副次的な動き，あるいは代償動作なのか主原因なのかを絞り込むことである．

1）着目する部位，相が限定される

　意義のある逸脱動作が白抜きになっているので，観察した逸脱した動きがどの相に該当するかが明確になる．例えばフットスラップという現象は，初期接地（IC）ではなくて荷重応答期（LR）に起こるので，荷重応答期（LR）以外のボックスは塗りつぶされている．□は意義が薄く機能的な原因としての可能性は低い．足関節の過度な背屈は，遊脚相においてクリアランスが確保されているので機能的な問題としての可能性は低い．

2）主原因なのか，副次的な動きあるいは代償動作なのか絞り込める

　観察によって得られた逸脱した動きは，その該当する歩行相の身体部位，シートの縦方向においては白抜きのボックスがいくつも存在している．主原因は検査測定によってその原因を明らかにすることが必要であるが，主原因を疾患から推測した場合，主原因からの多くの副次的な動きや代償動作を読み取ることができる．これらの動きが著明なほど主原因としての逸脱した動作は意義のあるものとなる．反対にそれほど明らかでなければ，その主原因としてはそれほど大きな問題とならない．例え

ば，下垂足においては，遊脚相での足関節の過度な底屈が主原因としての逸脱した動きとして観察される．この足部でのクリアランス機能を得るためには，膝関節の過度な屈曲，股関節の過度な屈曲，骨盤の傾斜，体幹の側方傾斜へとシートの縦列での身体部位による代償動作が予測される．代償動作が大きいほど主原因としての逸脱した動きは歩行において重要な問題となる．

3）治療介入前後の変化を読み取ることができる

主原因としての逸脱した動きよりは，その副次的な動きや代償動作の大きさが介入後にどう変化したかを観察することで，介入の効果を判定することができる．例えば，膝痛の場合，荷重応答期（LR）において膝は屈曲減少という主原因のための逸脱した動きを呈する．その代償動作として，体幹の前屈ならびに側屈が表れるとする．除痛を目的とした理学療法介入により，痛みが軽減すればその代償動作は徐々に小さくなる．また主原因による逸脱した動きにアプローチするとともに，治療者に対してその代償動作を少なくするようにと指示することで，より回復を促すことができる．

4）症例の蓄積と分類（パターン化）が可能

データ・フォームの活用により，主原因による逸脱した動きから副次的な動きや代償動作を予測することがすばやくできるようになる．その結果として，歩行周期全体の逸脱した動きの意義も把握することができる．疾患別に症例を蓄積することで，主原因から逸脱した動きをパターン化することが可能である．しかし，歩行分析においては疾患自体の把握よりその逸脱した動きの機能的課題における意義が重要である．

6 データ・フォームを使用するうえでの留意点

疾患によっては塗りつぶされたボックスが白抜きのボックスになる可能性がある．例えば片麻痺の場合，初期接地（IC）において伸展共同運動が優位な場合，足部の外側部接地から膝伸展，骨盤と肩甲帯の後方回旋が生じる．共同運動，いわゆる塊としての動きであるので，データ・フォームの縦方向における代償動作にはならない可能性がある．データ・フォームのボックスの色は筋電図や関節の動きを基に決定されているので，一般的に中枢神経系疾患よりも整形外科疾患のほうに適しているのかもしれない．

第6章 観察カードによる分析

　観察による歩行分析で重要なことは，着目した逸脱動作が機能的課題のどの項目に影響を与えているのかを認識することである．また，その逸脱した動きと他の逸脱した動きとの関係を歩行周期の中で把握していくことである．そのためには，着目した逸脱した動きを整理する作業過程が必要である（前章ではデータ・フォームによる方法を解説した）．この章で紹介するKJ法とは，得られた発想を整序し問題解決に結びつけていくための方法である．KJ法という呼び名は，これを考案した文化人類学者，川喜田二郎氏のアルファベットの頭文字からとられている（川喜田1984）．このKJ法を応用した歩行分析を紹介する．

1　観察カードによる歩行分析の進め方

　歩行を観察して，まず着目すべき逸脱動作はどこだろうか？
　切り口となる動きから機能的な問題を推論していく．歩行分析では多くの逸脱した動きを観察しながら特定の動きを絞り込み，その動きの異常を識別することで問題点として認識，判断していくという複雑な過程をたどっている．この過程をKJ法を応用することによって歩行分析における問題点の絞り込み方をトレーニングすることができる．さらに，治療介入の手がかりとなる視点をもつことができる．KJ法による推論には，**ステップ1のカード化**，**ステップ2のカテゴリー化（島）**，そして**ステップ3の関連付けの過程**がある（表6-1）．

表6-1　KJ法を応用した歩行分析の推論過程の表し方

①ビデオを観察して1枚の観察カードに記載する		
「どの相」「どこに」「どのように」 相の記載はランチョ・ロス・アミーゴ方式 内容は重複しても可	ステップ1	カード化
②すべてのカードを紙上に置き，推論過程を表す		
1）島（カテゴリー化）ごとに分類 2）島に名前を付ける	ステップ2	カテゴリー化
3）分析上最も重要な島を選択 4）島同士の関連性を線で結ぶ 5）分析上最も重要なカードを選択	ステップ3	関連付け

ステップ1　カード化

　観察カードを用意する（付箋でもかまわない）．その1枚のカードの中に「どの相」「どこに」「どのように」と記載できる程度の大きさが望ましい（図6-1）．「どの相」とは歩行周期の相を表し，相の記載はランチョ・ロス・アミーゴ方式による（⇒7頁　参照）．「どこに」とは着目した部位を示し，「どのように」とは観察した逸脱した動きを表す．歩行を観察しながら，気が付いたことをカード化していく．なんとなくといった**全体的な印象**から始めるとよい．その場合は特定の相にこだわらないで全相とする．「どのように」においては表現によっては類似したカードになり得るかもしれないが，なるべく多くの枚数になるよう観察の視点を広げる．

■ ポイント：カードの記載の仕方

- 全相で観察された印象的な言葉でもよい．また，重複された内容でもよいが重要なのはなるべく多くカードに記載することである．
- 「どのように」においては逸脱した動きを表すものであるが，各部位の動きにおける統一した用語を認識しておく必要がある．例えば骨盤での回旋とは水平面での前後の回旋をいう．
- 一症例当たり出される平均のカード枚数は，学生では5～6枚，経験を積んだ理学療法士では30～40枚となる．いわゆる気づきの多さが経験を積んだ療法士だからこそともいえる．

どの相？	（ MSt ）
どこに？	（ 右膝 ）
どのように？	（ 軽度内反 ）

どの相？	（ LR ）
どこに？	（ 右膝 ）
どのように？	（ 屈曲が少ない ）

図6-1　カードへの記載例
観察によって得られた逸脱した動きを「どの相？」「どこに？」「どのように？」の3点セットで記載する．

ステップ2　カテゴリー化

カードのカテゴリーを編成していく作業である．カテゴリー（ドイツ語：Kategorie，英語：Category）とは，物事の性質を区分するうえでの最も基本的な分類のことである．集められたカードの群を"島"ともいう．

1) 出されたすべてのカードを白い模造紙上にばらまき（図6-2），1枚1枚のカードに書かれた内容を確認しながら類似したカードを集めて島を形成する（図6-3）．その際，逸脱した動きを部位別より歩行相ごとに島を作ったほうが望ましい．また配置においては分析上において重要な島を中央に置く（図6-4）．1枚のカードからなる島になる場合もある．

2) 島に名前を付ける．これは集められたカードの特徴を表す．歩行の機能的課題に関連した用語を用いることで，歩行全体でのその島の特徴を表すことができる（図6-5）．

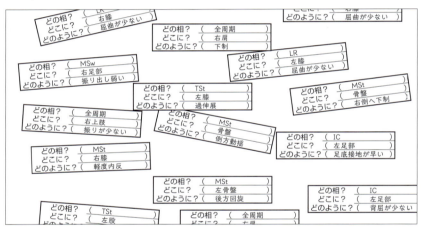

図6-2　記載したカードをばらばらに広げる

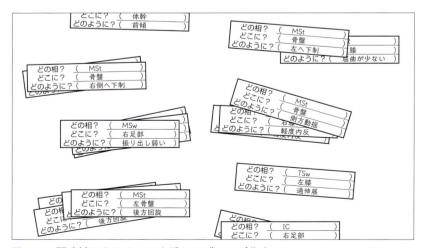

図6-3　関連性のあるカードを重ねてグループ化する

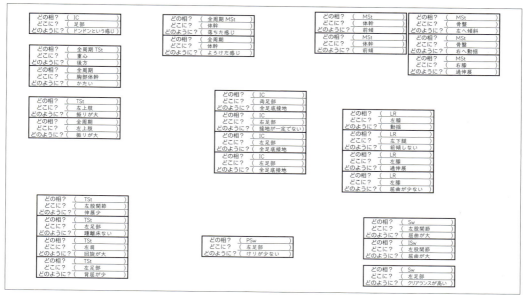

図 6-4　空間での配置を考える
分析において重要な"島"を中心に置く．重要とはその島が多くの周りの島に大きな影響を与えていることを意味する．

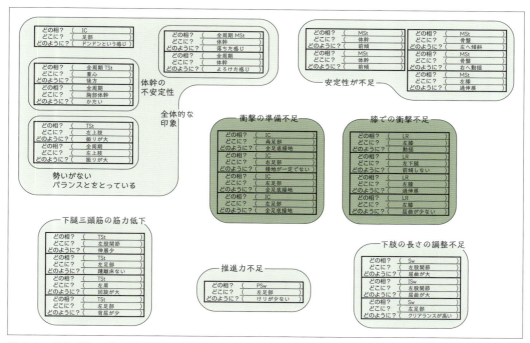

図 6-5　それぞれの島に名前をつける
なるべく機能的課題に関する内容のほうが歩行全体としての異常さを把握しやすい．

■ポイント：分類の仕方

- カードを島に分類するには2つの考え方がある．部位別か歩行相別かである．初心者は部位別に分ける傾向にある．部位別に島を作ると，その逸脱した動きの機能的な問題点の列挙だけでは，主原因による逸脱なのか，副次的なものなのか，あるいは代償によるものなのか，という歩行全体の流れの中での解釈が困難となる．1つの逸脱した動きを歩行の中で解釈するためには，歩行相別に分けることが望ましい．
- 島の名前は機能的課題の内容，あるいは逸脱した動きの原因がよい．例えば，荷重応答期（LR）での荷重緩衝不足など，島に含まれるカードの機能的な問題を記載したほうがわかりやすい．
- 分析の切り口は，治療でなければならない．全体を通してどこに介入すると効果が認められるか？その部分の島が中心に配置する．そしてその島のカードの中に，分析上重要なカードが1枚存在する．

ステップ3　関連付け

カテゴリー化された島同士を関連付ける（図6-6）．ある相での逸脱した動きはその相での他関節に影響を与える．また次の相での逸脱した動きを生じる．主原因とその代償となる逸脱した動きとを関連付ける．

分析上最も重要な島を選択し，それを模造紙の真ん中に置き，それを選択した理由

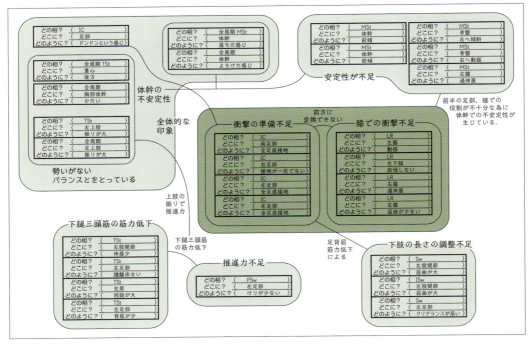

図6-6　島同士を関連付ける
島の間を線で結び，その結んだ理由を表す．分析上において重要な島（中央）と印象の島（左上）が線で結ばれている．

を記載する．歩行の機能的課題の中でどの課題が影響し逸脱した歩行を呈しているのか，全体の島に最も影響している島を選択する．

最も重要な島を中心に他の島との関連付けを行う．線で結びその関連付けた理由をその線の下に記載する．線の太さを用いてその関連性の強弱を表す．特に関連付けについては根拠のある理由が分析には必要である．それには機能的課題の意味や筋活動における筋電図の知識を要する．

5）分析上最も重要なカードを選択する．その歩行の特徴の主原因となる逸脱した動きが記載されているカードを選択する．いわゆる分析の切り口となるカードである．

ポイント：関連付けには根拠が必要

- 複数のカテゴリーの島を関連付けるには，根拠が必要である．例えば同じ原因であるとか，このAというカテゴリーの島はこのBというカテゴリーの島に影響されるとした際には，力学的，筋活動あるいは歩行相の観点からの根拠が必要である．
- 最も重要な島と全体的な印象の島とが関連付けられている．なぜそう印象として感じたのかを，機能的課題における度合やそれに影響を与えている逸脱した動きによって検証していく．
- 患者への説明において，どの相のどの部位がどうなったら改善されるのか？また観察者が介入後において着目している相と部位を決定する．

留意点

KJ法を応用した歩行分析での留意点を表6-2に表す．中央に配置する島を大きくすることによって重要度を表す．この重要さとは分析上のものであり，介入としての治療の視点から判断されるべきこともある．この中央の島には今回の分析において主原因を含んでいるためこの島の問題点を解決することにより，関連付けられた島に影響を与える．つまり主原因と代償との関連性を明らかにしていくことで，歩行相全体

表6-2 分析の際に留意する点

島の大きさによって重要度を表す
　　島同士の距離によって関係性を示すことができる
①印象の島
　・なぜそう感じるのかから各逸脱動作を関連付ける
②分析上重要な島を中心に置く
　・主原因であること
　・介入において最大限効果が期待できること
③各問題の関連性
　・全体から各歩行相での問題点を関連付ける
　・主原因と代償との関連性を明らかにする
④運動療法の組み立て
　・介入は主原因に対してである
　・加えて歩行相での運動療法を組み立てる必要がある
以上の過程を通して以下のことを解釈する
　1．印象がどの逸脱動作からなのか
　2．介入後の観察のポイントを絞る

から重要な逸脱動作を認識することである．

　KJ法を応用して分析をすることで，理学療法介入後の歩容の変化についても観察のポイントを絞り込むことができる．

2　分析過程での初心者(学生)とエキスパートとの比較

　実際に上記の手順において行った初心者(養成学校4学生)とエキスパート(理学療法士20年経験者)との例を紹介する．観察の対象はギラン・バレー症候群で，末梢の神経麻痺を呈していることを説明した後にビデオによる観察を指示した．

　初心者の例では，足部の問題には着目したが，重要視した逸脱動作は荷重応答期(LR)での膝伸展であった(図6-7)．これにより膝での衝撃吸収が不十分で，前方への推進力に問題が生じるとした．また，その原因は大腿四頭筋の筋力低下とした．

　エキスパートの例では，重要視した相と逸脱動作は初期接地(IC)での全足底接地で，立脚終期(TSt)の足部および立脚中期(MSt)の膝関節に関連付けていた．衝撃吸収不足の原因は膝関節における伸展筋群の筋力低下ではなく，初期接地(IC)での全足底接地にあるとしている．

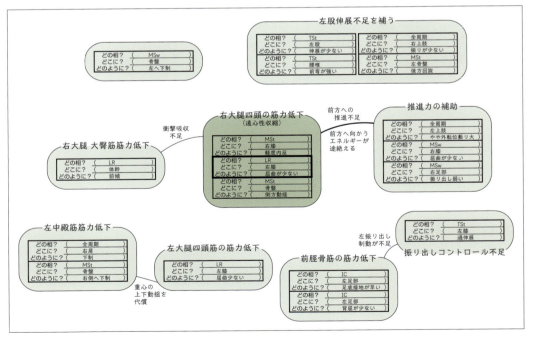

図6-7　養成学校4年生(実習終了後)の例
島と島とが個々において関連付けがされているが，歩行全体でのつながりがない．孤立した島，つまり気づいたもののそれが何を意味しているのか関連付けることができないカードがある．
太い線は関連性が強いことを示す．また重要な島での太線で囲まれたカードは分析の切り口となるカードを表している．

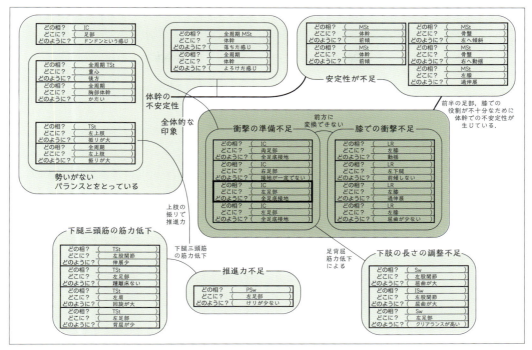

図 6-8 エキスパートの理学療法士の例
多くの島同士に関連付けされているのがわかる．孤立した島はない．中央の分析上において重要な島と印象の島が結ばれている．

　　KJ法を応用した歩行分析において重要なことは関連付けであり，それには根拠のある理由が必要である．それには機能的課題の解釈や筋活動における知識を要する．

　　以下，学生が陥りやすい関連付けの際の誤りを記載しておく．
・(誤)荷重応答期(LR)での膝伸展位と立脚終期(TSt)での膝屈曲位を大腿四頭筋の筋力低下として関連付ける．
　　(正)→ 立脚終期(TSt)での膝屈曲位は足底屈筋の筋力低下が主な原因である．
・(誤)初期接地(IC)でのローヒール Low Heel の原因を足背屈制限とした．
　　(正)→ 初期接地(IC)では足関節ニュートラル・ゼロ・ポジションである．また立脚終期(TSt)での足背屈角度を観察していなかった．
・(誤)変形性膝関節症の歩容において荷重応答期(LR)から立脚終期(TSt)における体幹の患側への傾斜を中殿筋筋力低下によるデュシェンヌ歩行とした．
　　(正)→ 変形性膝関節症において主原因は患側の荷重時痛，よって疼痛逃避歩行である．

　　KJ法による歩行分析において，初心者とエキスパートとの分析過程における特徴を以下の表に示す(表6-3)．
　　一般的に，観察による歩行分析の経験を積んでいくと気づきの数が多くなる．そのなかでも印象に関する内容が多い．臨床経験を積むということは，毎日，多くの患者(利用者)に対して推論を行い，それによって列挙した問題点に対して介入し，その結

表6-3 KJ法を応用した歩行分析における初心者とエキスパートとの差

初心者	エキスパート
・1症例あたりの気づき（カード枚数）が少ない，5〜10枚	・気づきが多い，20〜30枚
・部位ごとにカテゴリー（島）を形成する	・気づきの大部分が印象である ・歩行周期の相ごとにカテゴリー（島）を形成する
・カテゴリーの関連付けが並列的 ・気づいたことが何に関連しているのかわからないカードがある ・歩行相において問題点，原因を重視した関連付けである	・カテゴリーの関連付けが階層的 ・気づいたことすべてに何らかの関連付けをしている ・機能的課題を重視し，そのうえで問題となる歩行相を着目している． ・重要とした気づきは印象の気づきに関連付けている
・着目部位は広範囲で一貫性がない	・着目部位はクリティカルイベントにそっている

果を得ることを繰り返している．この臨床経験の中で，特に意識化ができた内容が印象として表れているのではないかと推測できる．いわゆる第一印象ではなく，**経験に裏付けられた印象**である．初心者は臨床経験が少ないので，多くの印象や逸脱動作を挙げることができたとしても，それらを断片的に着目することしかできず，他の逸脱動作と関連付けることができない．

　KJ法を応用した歩行分析のトレーニングで重要なことは，1つの逸脱動作に着目した場合，他の多くの相で生じる代償した動きに関連付けを行うことである．これには歩行相で起こるイベントに関する知識が必要であり，各部位の働きが各歩行相において関連付けられた動きとして認識されていることが必要である．逸脱動作を歩行周期という流れのなかで解釈することはなかなか難しいが，全体的な印象から各相に起こる逸脱した動きの関連付けを日々繰り返していくことが理学療法士として熟練していくことに他ならない．

3 エキスパートの着目点

　観察カードの分類においては，逸脱動作が生じた相だけでその異常を解釈するのではなく，その**異常が他の相のどの部位に影響**しているのかを探索していくことがエキスパートの着目の仕方である．分析過程でも，初心者は部位を中心に，エキスパートは歩行相ごとにカードを分類する傾向にある．これはエキスパートが，1つの逸脱動作を次の歩行相での他の部位に起こる逸脱動作，あるいは代償動作をあらかじめ予測することで関連づけているのではないかと考える．つまり逸脱動作を歩行周期という動きの流れのなかで解釈しているのである．

　今回の末梢神経障害の症例において，歩行相別の着目部位では，エキスパートは初心者に比べて主たる問題が生じている立脚相前期での**足部への着目割合**が高く，初心

者では各相の部位へ分散していた．これは歩行相でのイベントの理解度に関係している．初期接地時(IC)での踵接地，立脚中期(MSt)での骨盤の傾斜，膝の屈曲などの健常歩行に関する知識により，各相での着目部位はより明確になる．ある部位を歩行周期という規則性のある動きの中から，健常歩行に比べて逸脱している部位に着目することは，単にその異常を識別しているのではなく，意味付けられた動きとして認識されている．つまり歩行相の流れの中でイベントを理解することで，着目部位を明確にできることがエキスパートによる着目の仕方であると考える．

分析の過程ではカテゴリーの関連付けが，初心者では並列的でエキスパートは階層的である．1対のカテゴリー間だけでなく，その上の段階での関連付けがエキスパートの特徴である．木村(2006)は臨床推論過程において学生の場合，それぞれの測定結果からの関連性を考えるという帰納的推論であり，熟練したセラピストは関連性に関する仮説をそれぞれの結果から検証するという演繹的推論を行う傾向があるとしている．つまりエキスパートでは，仮説の妥当性について並列的で各部位での単独の関連性ではなく，全体としての関連性によって検証していると考える．またエキスパートでは，全体的な印象というカテゴリーと分析上重要視したカテゴリーとに関連付けをしている．

観察における各部位への着目の仕方において，エキスパートは**各相でのクリティカルイベントを中心に着目**することによって歩行の機能的課題を重視している．しかし，初心者は着目点が広範囲であり，その着目した点においてその部位の機能的な原因を重視している．そのため歩行全体での逸脱した動きに関連付けができない．

4 観察カードの活用法の実際

■症例　片側下垂足における歩行分析

30歳代，男性．右腓骨神経麻痺

徒手筋力検査(MMT)：前脛骨筋　段階2(Poor)，足関節底背屈可動制限なし

全体像として，独歩であり，右足部の接地と離床から，いわゆる"鶏歩"である．歩幅が小さい．

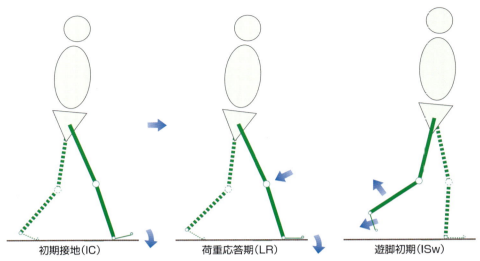

図6-9　歩行相における全身図の例（観察肢は右下肢／実線で示す）
逸脱した動きにおいてはその歩行での全身を図化し，動きを矢印で示す．初期接地（IC）でのローヒール，荷重応答期（LR）での膝関節屈曲不足，遊脚初期（ISw）での過度な膝関節屈曲を表す．特に重要な相での逸脱した動きを表す．全相を表す必要はない．

続いて，観察と分析に分ける．

観察した項目

- 印象のカード：若い割に躍動感がない　弱い感じがする　上下移動がない
- カード化：「歩行相／部位／逸脱動作」のセットでカード化したときの例

　　・IC　　／　右足部　　／　ローヒール
　　・LR　　／　右足部　　／　フットスラップ
　　・LR　　／　右脛骨　　／　前傾不足
　　・LR　　／　右膝　　　／　屈曲不足
　　・LR　　／　右膝　　　／　伸展位
　　・MSt　／　右膝　　　／　屈曲不足
　　・TSt　／　右膝　　　／　伸展位
　　・TSt　／　右足部　　／　踵離床なし
　　・TSt　／　骨盤　　　／　前方回旋不足
　　・ISw　／　右膝　　　／　過度屈曲
　　・MSw／　右股　　　／　過度屈曲
　　・MSw／　体幹　　　／　左傾斜

以上の出されたカードを推論過程（表6-1）ステップ1〜3に従って表すと図6-10のようになる．

分析過程

印象としては「**弱々しい**」，年齢のわりに「**躍動感がない**」，「**上下の動きが少ない**」．そして，2つの重要な逸脱動作がある．1つ目は初期接地（IC）でのローヒールコンタ

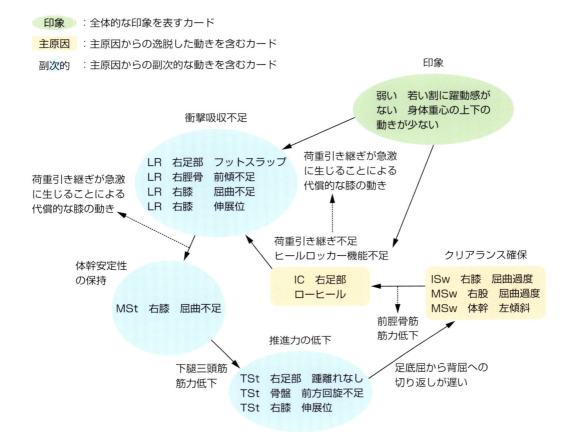

図 6-10 右足下垂足における歩行分析の例
四角の枠が分析上重要な島である．荷重引継ぎ不足と推進におけるクリアランス不足が問題である．いずれも足背筋群の筋力低下が原因となる．

クトによって荷重引き継ぎが不十分である．2つ目は遊脚相での過度な足底屈によるクリアランス不足である．この2つの逸脱動作は前脛骨筋筋力低下という共通した問題によるものである．

荷重応答期（LR）における膝屈曲不足は，荷重引き継ぎが急激に生じることによる膝の副次的な動きである．膝伸展位での荷重においては衝撃吸収が不十分であるが，大腿四頭筋の遠心性収縮力不足が原因とはいえない．また，このことは立脚中期（MSt）での膝屈曲減少にも影響している．立脚終期（TSt）での踵離れがないのは下腿三頭筋筋力低下によるものである．前遊脚期（PSw）から遊脚初期（ISw）への足底屈から背屈への切り返しが遅いために股・膝関節の過度な屈曲，また遊脚中期（MSw）での体幹側屈が認められる．印象として出された「**弱々しい**」というのは初期接地（IC）から荷重応答期（LR）での機能的課題である荷重応答が不十分なことからなる．「**躍動感のなさ，身体重心の上下動が少ない**」という印象は，健常においては荷重応答期での上方への加速度による重心の移動が可能であるが，この症例ではその膝関節での十分な衝撃吸収と荷重引き継ぎの作用が認められないために起きている．

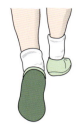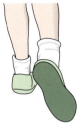

図 6-11　後方から観察した前遊脚期(PSw)での左右非対称の足底
左は健常側，右は障害側で床に対して足底が内側に傾いている．

■ 不十分なプッシュオフについて

- 健常歩行ではプレスイングではプッシュオフ時に前足部に荷重が移行する．
- 不十分なプッシュオフでは，最初の荷重は踵にあるが，プッシュオフがないため全足底がすぐに床を離れる．その現象は立脚終期(TSt)の次の前遊脚期(PSw)において明らかにわかる(図6-11)．通常，左右対称となる．
- 主な原因の1つに下腿三頭筋の筋力低下が挙げられる．
- 主な原因の1つに足の変形がある．踵骨の変形により前足部への有効な荷重が不可能になる．
- 前足部の痛みも荷重に影響する．例えば関節炎がMP関節に影響したときに中足骨痛が生じると，フォアフットロッカー不足によって股関節が十分に伸展する前に早期に足部が床から離れる．これにより支持側の立脚相の期間の減少となり，遊脚相期間と反対側の歩幅の減少と歩行のタイミングが崩れる．

■ 症例　墜落跛行の例

50歳代，男性．右大腿骨骨幹部骨折後，脚長差(転子下長)2.5 cmの左右差(右<左)あり．

全体像として，左T字杖にて独歩，二動作前型歩行で立脚相での体幹の落ち込みから遊脚相での伸び上がりが顕著である，いわゆる墜落跛行である．

観察した項目

- 印象のカード：不安定　落ち込んで伸び上がる
- カード化：「歩行相／部位／逸脱動作」のセットでカード化したときの例
  ＊観察肢は右脚
  - IC　　　　／　右足部　　　／　足底外側接地
  - IC　　　　／　右前足部　　／　外転位
  - LR　　　　／　右膝　　　　／　屈曲減少
  - LR　　　　／　体幹　　　　／　右斜め前方へ傾斜
  - LR～MSt　／　右骨盤　　　／　同側の落ち込み

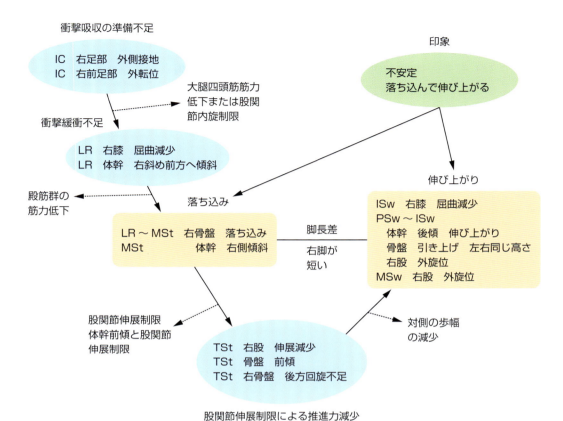

図 6-12　墜落跛行の歩行分析の例

・MSt　　　　／　体幹　　／　右側へ傾斜　側屈
・TSt　　　　／　右股　　／　伸展減少
・TSt　　　　／　骨盤　　／　前傾
・TSt　　　　／　骨盤　　／　後方回旋不足
・ISw　　　　／　右膝　　／　屈曲減少
・PSw〜ISw　／　体幹　　／　後傾　伸び上がり
・PSw〜ISw　／　骨盤　　／　引き上げ　左右同じ高さ
・PSw〜ISw　／　右股　　／　外旋位
・MSw　　　　／　右股　　／　外旋位

以上の出されたカードを推論過程(表6-1)ステップ1〜3に従って表すと図6-12のようになる．

分析過程

印象としては，上半身の上下運動が著しく「**不安定**」である．「**落ち込んで伸び上がる**」ような動きである．

上半身の落ち込みは右の荷重応答期(LR)から立脚中期(MSt)にかけて右骨盤が下降し，それとともに体幹が右前方へ傾く．それらの動きの反動として前遊脚期

(PSw)から遊脚初期(ISw)にかけて体幹の後傾，伸び上がりが起こる．この主な原因としては脚長差で右脚の長さが左に比べて短いことによる．また体幹の前方への傾きは，荷重応答期(LR)における殿筋群の筋力低下が原因と推測される．立脚終期(TSt)での股関節伸展の減少は，可動性として伸展制限により骨盤が前傾，さらに後方回旋の不足を引き起こしている．そのことが対側下肢の振り出しを弱め，歩幅短縮の原因となる．

■ 前足部の外転位について

ヒトが自然に地面に立ったとき，爪先の角度は歩く方向に近似している（図6-13）．一般的には7〜13°外旋位である．病的に爪先が内側や外側に向いた場合は，股関節の内・外旋の制限，大腿骨または脛骨の捻じれ，あるいは足部自体の変形の原因と考えられる．異常な前足部の回旋によって膝の肢位が変化し，床反力ベクトルが通る位置に影響を与える．例えば，つま先が外側を向く，外旋位の場合は膝関節の屈曲軸が傾くので，初期接地(IC)から荷重応答期(LR)にかけて膝関節が屈曲するのを避けることとなり，膝伸展筋にかかる力を減ずることになる．いわゆる荷重応答期(LR)での衝撃吸収に耐えるだけの筋力表出が不足していることが原因となる．

一方，前足部が内旋している場合は，床反力が正常よりもより内側となる．足や膝での外的な内転トルクが生じる．前足部の内・外旋によって足部の効果的な長さが進行方向において減少する．その結果，立脚終期(TSt)における床反力作用点の位置は正常よりもより後方になる．これは内的な底屈トルクを発生するため，下腿三頭筋におけるレバーアームが減少する．レバーアームが短いので，正常な筋力を有しているのに内的な関節トルクが十分に発生することができない．つまり推進力が減退する．

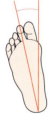
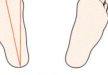

図6-13 足角

■ **体幹の前傾について** → 第4章 51頁.体幹の前傾を参照

■ 症例　右片麻痺

　70歳代.男性.右片麻痺.Br. Stage：上肢Ⅲ・下肢Ⅳ
　全体像として，左手にT字杖を持ち，二動作前型歩行.遊脚相において下肢を外側から振り出す，いわゆる"分廻し歩行"である.

観察した項目

・印象のカード：弱い感じ，体幹が重く上下移動がない．前方への推進が止まるような感じ，滑らかさがない．
・カード化：「歩行相／部位／逸脱動作」のセットでカード化したときの例

　　・IC　　／　右足部　　　／　外側接地（足内反底屈）
　　・IC　　／　右足部　　　／　足背屈不足
　　・IC　　／　右骨盤　　　／　水平回旋なし
　　・LR　　／　体幹　　　　／　前傾
　　・LR　　／　右脛骨　　　／　前傾不足
　　・LR　　／　右膝　　　　／　屈曲不足
　　・LR　　／　右膝　　　　／　伸展位
　　・MSt　／　体幹　　　　／　前傾と右への傾き
　　・MSt　／　右膝　　　　／　屈曲不足
　　・TSt　／　右膝　　　　／　伸展位
　　・TSt　／　右足部　　　／　踵離床なし
　　・TSt　／　右骨盤　　　／　前方回旋不足
　　・PSw　／　爪先　　　　／　外側から離床
　　・PSw　／　右骨盤　　　／　挙上
　　・ISw　／　右骨盤　　　／　挙上と後退
　　・ISw　／　右肩甲帯　　／　後退
　　・ISw　／　右股　　　　／　外転位
　　・ISw　／　右膝　　　　／　屈曲不足
　　・MSw　／　右股　　　　／　過度屈曲
　　・MSw　／　右足　　　　／　底屈位

　以上の出されたカードを推論過程（表6-1）ステップ1〜3に従って表すと図6-14のようになる．

分析過程

　印象としては，「弱々しく」，「重い感じ」があり前進の動きが「滑らか」ではなく減速し，また加速するようなリズムの障害を感じる．
　初期接地（IC）では足部は内反底屈位で外側接地となり，荷重の受け継ぎができない．膝は屈曲位の状態から荷重応答期（LR）となり，急激に膝伸展位となり衝撃吸収

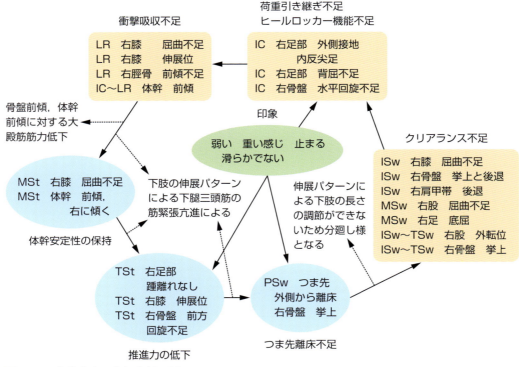

図6-14　右片麻痺の歩行分析の例

が不十分となる．いわゆる**エクステンション・スラスト** extension thrust を認める．初期接地(IC)から荷重応答期(LR)にかけての逸脱した動きは，片麻痺特有の下肢伸展パターンによるもので，特に下腿三頭筋の筋緊張亢進が原因である．

　骨盤は後退，後方回旋位で体幹が麻痺側に前傾する．立脚中期(MSt)では膝は伸展位のまま体幹の前傾が増し不安定な状況となる(図6-15)．立脚終期(TSt)での足背屈位となるが，股関節が外旋し踵離れは認められない．前遊脚期(PSw)ではつま先離床ではなく足底外側から離れ同側の骨盤挙上が認められる．遊脚初期(ISw)から遊脚終期(TSw)まで足底屈位であり，下肢の長さを調節するために同側の骨盤の挙上と股関節の外旋が認められる．いわゆる分廻し歩行である．この逸脱した動きも下肢の伸展パターンによるものである．

■ リズム障害について

　歩行障害には，歩行周期におけるタイミングの異常も含んでいる．リズム障害は足部で観察できる，また足音を聞き取ることによってもわかるかもしれない．この障害には**非対称性のリズム障害**と**不規則なリズム障害**との2つのタイプがある．

　非対称性のリズム障害は，一側の足接地から同側の足接地(重複歩)の時間と対側の重複歩の時間に差がある場合である．例えば有痛性逃避歩行は，経験した痛みの量を軽減することを目的とした歩行である．リズム障害を呈し有痛肢の立脚時間は短く，非有痛側の立脚時間が長くなる．そのパターンは両側肢において非対称であるが，1

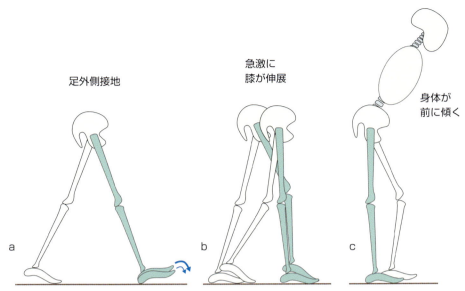

図 6-15　片麻痺歩行の特徴
下腿三頭筋の痙縮によって初期接地(IC)でのローヒール(a)，続いて荷重応答期(LR)に膝が急激に伸展位となる(b)．脛骨が前傾しないので後方に残った身体重心を前屈させることで前方へ移動している(c)．

つの周期から次の周期においては一般的に規則的である．著明な下肢長差，関節拘縮や強直のように両側間の多くの左右差がある場合は，このタイプの規則的な非対称の歩行を呈する．

　不規則な歩行リズムの障害は，一歩から次の一歩までのタイミングがずれる歩行となる．原因は神経系の疾患によるもので，特に小脳性失調は規則性，歩調の協調されたパターンが障害される．また感覚，固有感覚障害によっても，初期接地(IC)での足部の位置決めがふぞろいになる．

第7章 運動療法の立案

歩行分析では，疾患や障害，既往歴などの事前情報，患者との面接で得られる主訴，ニードや生活背景などについての情報を総合的に考えたうえで，問題点を絞り込むことが必要である(図7-1)．特に分析のみを目的とすることなく，治療の観点から最善の介入を得るための分析でなくてはならない．また，介入を決定する際に重要なことは，主体である患者の意向を十分に考慮することである．患者の生活背景や主訴なくしては，患者が主体的に治療介入に参加することは難しい．

1 歩行分析による問題点の解釈

意義のある逸脱動作の原因が明確になれば治療を開始する．機能形態面での原因や治療目的を明らかにして，「荷重の受け継ぎ」，「単脚支持」，そして「遊脚前進」での機能的課題の遂行を妨げる主な問題に対応する．患者のニーズに従い効果が期待される介入を試みる．

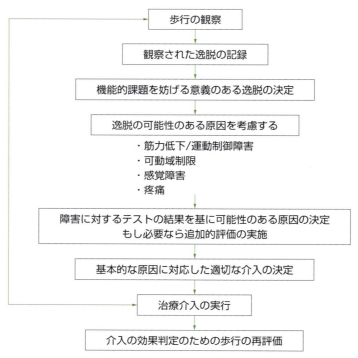

図7-1　歩行の観察／分析から介入効果までの流れ

機能形態障害による逸脱動作と治療との関係性は複雑である．

■1つの機能障害は多くの逸脱を引き起こす

機能的な問題として足底屈筋の筋力低下があった場合，観察において過度な膝屈曲，過度な足背屈，骨盤の傾斜，踵離れなし，などの逸脱動作が塊として起こる．これらの逸脱動作の多くは，歩行効率を最大限に上げるための代償性の戦略である．一般的に筋力増強または装具療法は，主問題または代償的な逸脱の両方に対する解決策となり，結果として問題の最小化を導く．

■1つの逸脱した動きは，いくつかの機能障害によって引き起こされる可能性がある

単脚支持において過度な足底屈が観察された場合，その原因には足底屈筋の痙縮，足底屈拘縮と両方の可能性がある．この場合，拘縮と痙縮に対して逸脱動作を軽減する目的で，足底屈筋のストレッチと足背屈筋の筋力増強を実施する．股関節伸展筋力低下や股関節屈曲拘縮に対する運動療法であれば，股関節屈筋群のストレッチや股関節伸展筋群の筋力増強であり，両方の機能障害に対しての適切な方法である．このように一連の治療プログラムは，より多くの機能障害に効果的に対応している．

■問題点の絞り込みにおいては，歩行相ごとの逸脱動作の解釈なしにはその原因を効果的に取り除くことができない

単脚支持での過度な足背屈と過度な膝関節屈曲が観察された場合，その原因としては足底屈筋力低下や膝関節屈曲拘縮が挙げられる(図7-2)．膝関節屈曲拘縮の軽減に

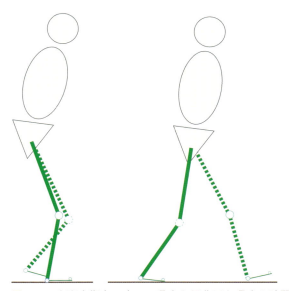

図7-2　立脚中期(MSt)での過度な足背屈と過度な膝関節屈曲
観察肢：実線．左図は立脚中期(MSt)での過度な足背屈と膝屈曲を示す．次の期の立脚終期(TSt)(右図)にも同様の過度な膝屈曲が観察された場合，原因は膝伸展筋力から足底屈筋力低下に及ぶ．

加えて膝折れを防ぐためには，膝関節伸展筋力を増強することで，立脚期初期での膝の支持性を得ることができる．しかし，立脚期後半での膝のコントロールには足底屈筋力が必要となるので，立脚終期(TSt)の膝関節屈曲角度に改善は認められなかったとしたら，問題はヒラメ筋にあると考えられる．単脚支持での膝関節屈曲での引き続き起こる肢位に着目することが重要となる．

逸脱動作の主原因に対して，機能形態的な評価をすることで問題点を明確にできる．次にその問題点においての解決策として段階的な運動療法を立案する．最終的には歩行での運動療法を組み立てることによって完成されることが望ましい．

2 運動の組み立てと導入の仕方

動作を改善するためには安定した姿勢の獲得が重要であり，そのためには段階的な運動を組み立てていく必要がある．多数の身体分節を制御して運動の遂行が可能ならば抗重力位でもよいが，そうでない場合は重力の影響が少ないベッド上で運動を実施することから開始する．そのうえで，制御可能となれば，より高いレベルの姿勢や運動へ進んでいく．広い支持基底面と低い身体重心の位置から，より狭い支持基底面とより高い身体重心の位置へと目的とする課題に向けて運動を組み立てる．最終的に歩行の改善が目的であれば，歩行相での課題に対する運動につなげていく．

支持基底面が広く身体重心が低い位置で獲得した運動が，より支持基底面が狭く身体重心が高い位置での運動にどのように関与しているかを練習中に相手に伝えることで，運動の重要性を認識させることができる．歩行では相から次の相へと選択された筋活動のパターン化が起こるので，目的とする筋収縮のタイミングをセラピストによって徒手的に促すことは重要な手技となる．

■ 介入例：初期接地(IC)から荷重応答期(LR)での足背屈から底屈

観察 初期接地での足部ローヒール
問題点 下腿三頭筋の筋緊張による足背屈運動が不十分
運動療法介入の例（図7-3, 4）

1) 足関節の背屈運動：膝関節屈曲位での下腿三頭筋の伸張運動を始め，徐々に膝関節伸展位に移行するとともに足背屈運動を促通する．その際，この動きが歩行の最初の相に重要であることを患者に認識させる．
2) 平行棒内にて初期接地(IC)での前足部を支持して背屈運動を誘導する．初期接地(IC)から荷重応答期(LR)へと次の相に変わる際に，活動する筋群の収縮のタイミングに関して反復練習を行う．

■ 介入例：初期接地(IC)から荷重応答期(LR)での体幹の安定性

観察 初期接地から荷重応答期での体幹の前傾
問題点 大殿筋，ハムストリングスの筋力低下

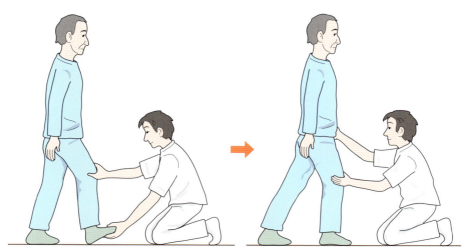

図7-3 踵接地から足底接地までを徒手的に誘導する
その際，足底屈に従って脛骨が前方へ傾く，つまり膝関節屈曲とともに骨盤が膝の上にのるように誘導する．

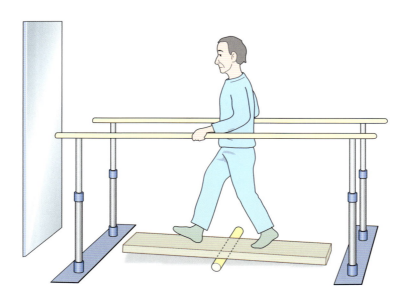

図7-4 踵接地から足底接地の時期は，対側では立脚終期（TSt）の後半から前遊脚期（PSw）となる．
その両側のタイミングをトレーニングするための方法を示す．前足の足底接地によって床が前方へ傾き，後足は前遊脚期となる．初期接地（IC）から荷重応答期（LR）に問題があれば前足（図では右下肢），立脚終期（TSt）から前遊脚期（PSw）が問題であれば後足（図では左下肢）となる．平行棒内でてすりにつかまり行う．前に鏡を置き姿勢をチェックする．

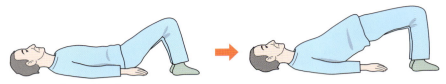

図7-5　ブリッジ運動
骨盤がニュートラル肢位であること，腰のそり返し位（腰椎前弯）に留意する．

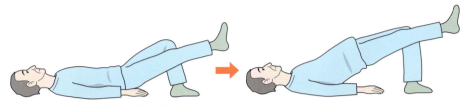

図7-6　片脚でのブリッジ運動

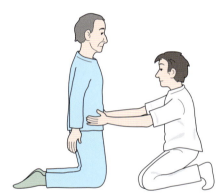

図7-7　両膝立ち位での運動

> 運動療法介入の例

1) 背臥位でのブリッジ運動（図7-5）：運動中，股関節は内外旋中間位で保持されているか？足部，足趾は床にしっかりと固定されているか？この運動が歩行での立脚相での安定性につながることを意識させる．
　　ブリッジ運動での**主動作筋は殿筋群と背筋**である．膝，足部の不安定性がある場合は膝関節屈筋群，股関節内転・内旋筋群，足底屈筋，内・外反筋群の筋力低下，協調性の問題，あるいは感覚性の問題を疑う．片麻痺であれば，股関節伸展に伴う共同運動として，膝関節伸展位になりやすい．回数を重ねて，その肢位を安定して保持できるかを観察する．運動のリスクとしては頸部の負担（頸椎症など）を考慮する．

2) 片麻痺の場合，患側での片脚ブリッジ運動によって，単脚支持の前半で重要となる**大殿筋活動を意識させる**（図7-6）．この筋活動によって，骨盤前傾の防止，それに伴う体幹の前傾を防ぐ．この運動に耐えるだけの筋収縮があれば，長下肢装具から短下肢装具への移行期といえる．

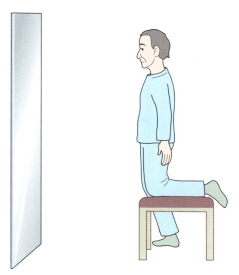

図 7-8 片膝立ち位での運動
平行棒内に適切な高さの台(対側下肢が遊脚相可能)を固定し,患側の下腿前面をつかせる.立脚相前半での殿筋群の活動を促す.前に鏡を置き体幹(骨盤)の傾きに留意するように指導する.

3) 両膝立ち位での運動(図 7-7):立位よりも体重心が低く,支持基底面が広いため制御しやすいため,正しい動きのパターンを獲得しやすい.この肢位ではバランス運動が適している.バランスとは姿勢の復元であり,制御を乱すような外的な作用(外乱)から正中位へ戻ることである.運動のリスクは膝部での荷重のため疼痛を引き起こす可能性がある.片麻痺の場合,麻痺側の骨盤が後退し,股関節外転・外旋位になりやすい.そのため,**正中位の姿勢を認識させる**ことから始める.セラピストは前方より両骨盤帯を支持する.
　①正中位から一方向へ誘導し,元の正中位の位置へ戻させる(前後方向,左右方向,回旋方向)
　②元の位置に戻る際に,セラピストが戻る反対方向へ抵抗を与える.
　③セラピストが一方向に部分的に押す,直ぐに修正を行わせる
　④閉眼にて不意に行い,修正を促す
　⑤上肢の動きを入れ,骨盤帯が正常な動きを伴うように促す

4) 膝歩き運動:歩行時の左右への身体重心の移動の練習として行われる.
　①左右方向への体重移動,②前方への振りだし,③前後への振りだし,④前方への移動

5) 両膝立ち位から片脚立ち位

6) 平行棒内立位での運動:立位で骨盤を正中位にし,治療者からこれが正中位であることを伝える.そのうえで,骨盤を後方に移動させ,正中位に戻るように指示する.殿筋を収縮するように促す.

7) 片膝立ち位での運動(図 7-8):片膝を台にのせ骨盤のコントロールを促す.大腿直

筋の短縮がなければ，対側脚の遊脚相での骨盤を操作する．非障害側での立脚終期(TSt)から前遊脚期(PSw)を行うことで体幹の前傾が生じないように殿筋群の活動を促す．

3 運動介入における効果判定

介入の効果判定においては，患者のニーズへの満足度，治療効果の安定性，持続性などを加味し，時間的，距離的なパラメーターなどの客観的データに基づいて総合的に判断する．観察による分析では主原因による逸脱運動の改善よりも，**副次的な動きや代償運動の出現の有無を観察する**ことで判断しやすい．例えば歩行速度を10％上げるように指示し，その代償的な動きが介入前より減少した場合は介入効果があったと判断してよい．今回紹介した歩行分析データ・フォーム(5章)により，主原因から副次的な動きを確認することができたなら，この副次的な動きの程度を治療介入前後に観察することで，介入効果を評価することが可能である(図7-9)．

これ以上介入しないという決定は，逸脱動作が改善され健常域内であると評価される場合はもちろんであるが，たとえ逸脱動作がある程度残っていても起こりうる．進行性疾患のために目標設定を変更する場合，あるいは逸脱動作が残っても日常生活上に影響がない場合など，主体である患者の意向が優先されることもある．

装具に関しては，例えば短下肢装具の足継手は一般的には背屈5°であるが，長期間の装具で徐々にねじが緩くなり角度が低下することはよくあることである．装具の足継手の角度を緩んだ角度以上(5°以上)に調整すると，荷重応答期(LR)での下腿の前傾が促され，体重心を前方へ移動しやすくなり平地での歩行速度が増すものの，自宅で階段を昇ることが難しくなったというケースがある．足背屈が増し膝関節が屈曲することで脚長差が生じ，健側をより上方に上げなければならなくなる．このような場合はむしろ介入しないほうがよい例であろう．少しの角度の変化であっても，自分の障害に対して習慣化すると，逆に日常生活の動作にその変化を適応させることが難しい場面が多々ある．

また，図中の異なる手がかりにおける決定の例としては，患側の立脚相の安定性に

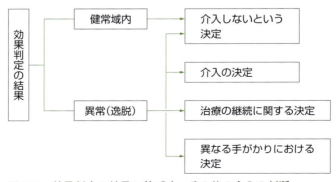

図7-9 効果判定の結果に基づく，その後の介入の判断

対してアプローチしていたが、健側の振り出しを促し、その勢いによって患側の安定性を獲得させるとか、問題のあるロコモーターよりパッセンジャーに対するアプローチによる介入を行ってよりよい結果が得られたなど、治療の視点を変えることの決定も含まれる。

4 運動療法実施の際のセラピストの心得

　能力低下に陥った人が自分の現在の状態をどのように感じているかは、その人独自の感覚であって、本人もおおよそでしか理解できていない。特に歩容に関しては、代償的な動きが習慣化しているために、意識下においてどのように修正を加え、望ましい運動パターンの繰り返しを行うかが課題となる。その場合、セラピストは**患者が主体的に行えるよう支援すること**が最も重要である。セラピストの刺激に対して、どう反応したか？、どう感じたか？、どうすべきか？、について患者が言葉で表現できるように促すことで主体的に導くことができる。

　このことは、ロッター、J. B.が1960年代に社会的学習理論の中で提唱した概念であるローカス・オブ・コントロール（統制の所在）に例えることができる。付帯的責任能力の程度や所在がどこにあるかという問いに、『内在的』あるいは『外在的』なのかをまず考える。もし自分のコントロールする所在が外在的なものによって制御されていると考えれば、今回の障害の原因を医師や家族、運などに転嫁しがちで、自ら行動することはない。しかし内在的なもの、能力や努力など個々の内部に制御する所在があるとすれば、障害に対して進んで立ち向かおうとする。患者に対して、この意識を根づかせ、最も効果を発揮させることができるのは治療中である。自らが挑戦し、障害という壁を乗り越えたという気持ちにさせるには、治療中の"どんな感じ？"という身体で起きている感覚的なことを患者から導くようにすることである。このことは障害に立ち向かう主体が自分にあることを認識させることにつながる。

　運動と行動における情報処理にはいくつかの過程がある（図7-10）。まず運動を処

	中枢神経系内			
刺激 ⇨	刺激同定	反応選択	反応プログラミング	⇨ 運動出力
	感覚 知覚 記憶との照合	解釈 プランニング 決定	翻訳 構築 反応開始	
	刺激の明瞭度、強度、パターン、複雑さに対して敏感	刺激と反応との対応性の選択肢に対して敏感	反応の複雑さ、長さ、反応と反応との対応性に対して敏感	

図7-10　運動制御における情報処理段階のモデル

理する際には，その刺激がどんな種類のものなのかを見定めることから始まる．これを刺激同定という．セラピストはこの刺激による運動感覚を言葉で表現し，相手に伝えることが必要である．例えば身体を動かす際に「もっと力強く」，「ぐーっと勢いよく」，「滑らかに」など動きを表象する印象としての言葉を入れることで，患者にとっては過去の運動感覚の経験に基づいて刺激の種類を解釈するのである．運動の選択においては，細かいことを指示するのではなく大まかなことを伝えたほうがよい．

　一般的に運動学習には3つの段階が必要である．認知段階としては「何をするのか？」，連合段階では「どうやって行うのか？」，自動段階においては「いかにうまくやるか？」の決定である．機能的に関係する言葉で課題の目的を表し，正しい動きを示すような基準をジェスチャーによって表す．時には課題の内容を患者に言語化させるのもよい．重要な動きの要素には注意を向けさせる．特に「こうすると，こんな感じがしますよ」と視覚，聴覚，体性感覚の情報を多く与えることが重要である．連合段階では，運動の感じを強調する．例えば「どうだった？」「上手くできた？」など正確さの基準を認識させることを支援する．自動化の段階では，課題に意識的な注意を向けさせなくても遂行可能になる．今度は，「どんなふうに上手くやれるか？」自分自身による評価と意思決定による．さまざまな環境，課題のバリエーションにおいてパフォーマンスの一貫性を強調し，環境を変化させ患者に挑戦させる．

　患者がセラピストの指示を十分に受け入れ従順になればなるほど，セラピストは患者との関係性において大きな影響を与えることになる．ポジティブなゴールのための雰囲気や機会を意識的に活用することがリハビリテーションチームのメンバーにとっての責務である．どんなに小さなことであっても，またわかりきったものであっても，希望を徐々に植えつけ，また動機づけを増強させ，そして能力低下に対する不断の努力を推奨するために，患者にすべての成功と進捗を想像させたり，あるいは励ましたりすることが重要である．

第8章 「印象」の理解に役立つ評価方法

　一歩行周期中において速度が上昇するのは両脚支持期である．初期接地(IC)から荷重応答期(LR)での「力強い」から「勢い」，前遊脚期での「滑らか」は主に時間的な制御にかかわる情報を有する．また遊脚中期(MSw)から遊脚終期(TSw)での「大きい」という印象は，動きの大きさを表す言葉であり，空間的な制御にかかわる情報として働く(第1章より)．歩行にかかわる空間的あるいは時間的情報に対する客観的評価には，歩行速度，歩行率，重複歩距離，歩幅などが一般的である．これらは歩行周期における印象を裏付ける評価として重要である．

1 歩行の距離的／時間的パラメーター

　図8-1が示すように，左踵が接地して次の右踵が接地するまでの動作を1歩(step)，その距離を歩幅(step length)という．また同側の左踵がふたたび接地するまでの動作を重複歩(stride)，これを歩行周期(gait cycle)という．その距離が重複歩距離(stride length)である．

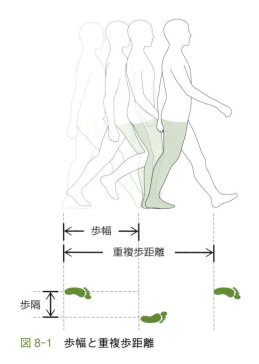

図8-1　歩幅と重複歩距離

歩行の客観的評価における空間的時間的パラメーターには以下の3つがある．
　　重複歩距離(m)＝歩行した距離(m)×2/要した歩数
　　歩行率(歩数/分)＝数えた歩数×60/歩数の数え始めから終えた時間(秒)
　　歩行速度(m/分)＝(歩行率×重複歩距離)/2
これら3つのうち2つがわかれば1つは計算できる．
　歩行速度を上げるには歩行率を増加させるか，あるいは重複歩距離を伸ばすかの2つの戦略によってなされる．重複歩距離を伸ばすには骨盤の回旋を増加させることで歩幅をかせぐことになるが，そのためには蹴りだしのための強力な足底屈筋が必要となる．歩行率(ケイデンス)を増加させるには脚の回転速度を上げることになる．
　歩幅は連続した両脚支持期において，左右どちらの歩幅が大きいかは視覚によってある程度は観察することができる．右足と左足の歩幅の合計が重複歩距離で，一般的には0.8×身長となる．
　歩幅が減少する理由は，主に以下の4つの問題としている(Winter 1985)．
　　立脚終期(TSt)でのプッシュオフ不足
　　遊脚初期(ISw)での股屈曲不足
　　遊脚終期(TSw)でのハムストリングスの過緊張
　　対側股関節の伸展制限
その他，足背屈制限(Samson 2001)や身体重心の動揺増加(Granacher 2010)なども歩幅の差異に影響を与える．
　また歩幅，歩行速度のばらつきの増加は高齢者の転倒リスクの増加につながる．
　これらの変数においての歩行分析記録用紙を表8-1に示す．

■ 実際に測定する際のポイント

　一般的には10mの直線の歩行路を用いて測定する．定常な歩行速度を得るためにはスタートラインより2，3歩手前から歩き始め，ゴールラインから2，3歩過ぎたところで止まることが望ましい．

時間変数
　歩行率，速度，重複歩時間などの時間変数は，測定する距離を要した時間をストップウォッチで測定することで計算できる．
　一般的には至適速度(自分で選択した速度)ではあるが，最大歩行速度1m/s以上あるかどうかで転倒のリスクを予測する指標の1つとされている．

距離変数
　足角，歩隔，歩幅，重複歩距離などの変数の測定は，歩行時の足跡を記録することによって測定することができる．
・吸水性のある紙の歩行路を歩いて印をつける(3層に色分けする)
・市販のカーボン紙やアルミ箔を使用する
・足にペイント，インク，チョークを塗る
・靴に取り付けたフェルトペン
・床の上に基線を引き，測定者は対象者が踵接地した瞬間に，その基線を読み取り

表 8-1 歩行分析記録用紙：時間と距離の測定

歩行分析記録用紙：時間と距離の測定						
患者氏名　　　　　　　　　　　　　　　　　　　　　　　　　年齢　　　　性別						
診断名						
補助具　　Yes　　　　　　　　　　No						
種類　　　　　　　　　　　　　杖　　　　　　　R・L　　歩行器						
その他						

日付						
理学療法士のイニシャル						
歩行距離 （最初の踵接地から最後の踵接地までの距離）						
経過時間 （最初の踵接地から最後の踵接地までの時間）						
歩行速度（歩行距離を経過時間で割る）						
左の重複歩距離（連続した左接地間の距離）						
右の重複歩距離（連続した右接地間の距離）						
左の歩幅 （右の踵接地に続いて起こる左の踵接地の距離）						
右の歩幅 （左の踵接地に続いて起こる右の踵接地の距離）						
歩幅の差（右の値から左の値を引いた差 cm）						
歩行率（歩数を経過時間で割る）						
歩隔（左右の踵の進行方向に対しての距離）						
左の足角 （左足を二等分する線と進行方向の線のなす角度）						
右の足角 （右足を二等分する線と進行方向の線のなす角度）						
右下肢に対する右の重複歩距離 （右の重複歩距離を右の下肢長で割る）						
左下肢に対する左の重複歩距離 （左の重複歩距離を左の下肢長で割る）						

※左と右の重複歩距離は，一歩行周期でのばらつきがなければ同値となる．

他者に伝える，またはそれを録音する．例えば 7 m 25 cm であれば 725 という．

3 分間あるいは 6 分間歩行検査

決められた時間内での歩行距離の測定は，距離変数を評価するための最も簡単な方法の 1 つである．

適度な速度で 3 分間あるいは 6 分間に歩くことができる距離は，再現性がよく，他のパフォーマンスや機能形態評価（関節可動域，筋力）を併用し，機能低下と治療介入による改善の評価に有用である．持久力制限のある人には 3 分間歩行検査が使われる．

> **観察すべき点**
> - 歩行距離
> - 自己ペース速度いわゆる至適速度（自分で選択した速度は質的尺度と信頼性を反映している）
> - 歩行速度が正常の 30% 以下の患者は，一般的にはその地域で暮らすだけの移動能力を満たしていない
> - バランス機能喪失の既往のある高齢者は，3 分間歩行検査で平均 4 回バランス状態の喪失がある
> - 休憩回数
> - 例えば幅約 37.5 cm の歩行路からはみ出した回数
> - 歩行前後の心拍数と自覚的運動強度

観察によって歩容の問題点を列挙することも重要であるが，歩行としての出来高を表す客観的な評価は，移動障害における評価と治療においては必須である．時に課題指向型アプローチの際には意味のある評価結果となり得る．住み慣れた生活圏の中で社会的参加を維持するための手段である．

住み慣れた地域で生活するために必要な歩行能力とは，例えば 300 m を歩き続ける能力である．また，通常の青信号時間内で安全に道路を横断するために，およそ 13〜27 m の距離を 80 m/分の速さで歩く能力である．

自力で，高さ約 17.5〜20 cm の縁石を越える能力（必要なら装具，杖を用いて），歩行中に平衡を失わずに頭部の向きを変える能力，対向してくる人波に適応できる能力，障害物を回避する能力，危険性に対する配慮を行う能力なども必要である．

時間と距離の測定は，移動における患者の自立性の決定に重要な要因となる．速度の変化は，ストライド距離，歩行率，その他の歩行変数に影響を与える．セラピストは患者の機能的な移動能力の状態について判断する前に，患者の暮らす地域を調べ，店舗や公共施設へアクセスする際に必要な距離と時間を把握する必要がある．

2 観察による歩幅や逸脱した動きに関して標準化された評価バッテリー

信頼性と妥当性について検討されている一般的な評価バッテリーのなかで，特に歩幅や逸脱した動きを検者の観察による読み取りに基づいて評価する項目を有するものを紹介する．

■ WGS(Wisconsin gait scale)

片麻痺に対する評価項目である．障害側の歩幅や遊脚期の分廻しなどについて視覚による観察項目が含まれている．

例えば，障害側の歩幅について，
1点：通り過ぎる非麻痺側の踵が障害側の爪先を明らかに越える
2点：非障害側の踵が障害側の爪先を越えない
3点：揃え型非障害側の踵が障害側の後ろか揃える程度，決して越えない

採点の重みづけに配慮する必要があるが，観察の視点としてはその障害の特徴を捉えている．
(Rodriquez AA, Black PO, Kile KA, et al：Gait training efficacy using a home-based practice model in chronic hemiplegia. Arch Phys Med Rehabil 77：801-805, 1996)

■ GARS(Gait Abnormality Rating Scale)

ナーシングホームでの転倒リスクに対して考案されたものである．歩行の様子をいったんビデオで録画し，その後画像上で観察することによって異常さを判定する．

Wolfsonらによって1990年に開発された．評価者間信頼性が高いことと異常性が転倒歴と歩幅に関連することを報告した．
〔Wolfson L, Whipple R, Amerman P, et al：Gait assessment in the elderly：a gait abnormality rating scale and its relation to falls. J Gerontol. Jan；45(1)：M12-9, 1990〕

■ GARS-M〔Modified GARS(表8-2)〕

GARSの項目を7つに縮小して修正したものである．

GARSは録画映像を観察して歩行の異常を0～21点で評価する．

歩行中の対象者の頭部から足先までの全体像を撮影する．約10mの直線歩行路において，中央線に沿ってまっすぐ歩くように指示する．撮影は前からと後ろから，そして側方から撮影する．2往復することになる．その撮影されたビデオを観察して判定する．

地域在住高齢者(64～96歳)において，転倒リスクの感度は62.3%，特異性は87.1%，カットオフ値は9点であった(Brach 2002)．

表 8-2　GARS-M（日本語版）

1. 変動性―足の運びや腕振りの一貫性のなさや不調和の程度
    - 0 = 手足の動きが流れるようにスムーズでかつ規則的なペースである
    - 1 = 乱れ（速度変化が時々あり，それが全時間の 25% 程度）
    - 2 = リズムの不規則性が全時間の 25～75% 程度
    - 3 = 手足の動くタイミングが無秩序

2. 勢いのなさ―動作緩慢，速度の低下，推進力の減少，足の運びや腕振りの弱々しさ
    - 0 = 前進する勢いが良好で，速度への不安が感じられない
    - 1 = 頭部・上肢・体幹（Head, Arm, Trunk：HAT）の重心が踏み切り位置のわずか前方に出ているだけだが，上下肢の協調性は良好
    - 2 = HAT の重心が前足部にとどまり，滑らかな反復運動が中等度に障害される
    - 3 = HAT の重心が立脚足の後方部にとどまり，おずおずと足を運ぶ

3. よろめき―突然で予測できない側方へのバランスの崩れ
    - 0 = 側方へのバランスの崩れがない
    - 1 = 側方へのよろめきが 1 回
    - 2 = 側方へのよろめきが 2 回
    - 3 = 側方へのよろめきが 3 回以上

4. 足の接地―前足部より先に踵が接地する度合い
    - 0 = 踵が明確な角度をもって接地する
    - 1 = 前足部よりかろうじて先に踵が接地する
    - 2 = 前足部と踵が同時に接地する
    - 3 = 前足部が踵より先に接地する

5. 股関節の運動範囲―歩行周期にみられる股関節の運動範囲減少の程度
    - 0 = 両脚支持期に大腿部が後方に角度を有するのが顕著にみられる（後方角度 10°）
    - 1 = 大腿部が鉛直線よりも後方にかろうじて角度を有するのが確認できる
    - 2 = 大腿部は地面との鉛直線上にとどまる
    - 3 = 最大伸展位にあっても大腿部は鉛直線より前方に位置している

6. 腕振りの後方化―肩の運動範囲減少の程度
    - 0 = 鉛直軸に対して上腕の屈曲角度（15°）および伸展運動（20°）が明確にみられる
    - 1 = 肩は鉛直軸のわずか前方まで屈曲する
    - 2 = 肩は鉛直軸かその少し後方までしか屈曲しない
    - 3 = 肩は全偏位を通して鉛直軸のかなり後方に位置している

7. 腕振りと踵接地の同調性―腕と脚の対称性運動に関する位相のずれ具合
    - 0 = 肩と股関節の最大偏位時における腕と反対側の脚の時間的連結が常時良好
    - 1 = 腕と脚の位相のずれが軽度にみられ，頻度は全体の 25% 程度
    - 2 = 腕と脚の位相のずれが中等度にみられ，頻度は全体の 25～50% 程度
    - 3 = 腕と脚の時間的なまとまりはほとんどないか，なし

3 ビデオ撮影の方法について

　全体としての印象を記録するうえでは，ビデオの映像は貴重な資料となり得る．歩行以外での立位や片脚立位保持，座位姿勢なども歩行分析に参考になる．

　ビデオを活用することによって，観察による歩行分析の信頼性を得ることができるが，その撮影の方法を工夫することで，さらに信頼性を向上させることが可能となる．以下に，信頼性を向上させる撮影のポイントを記載する．

　観察の対象者は，上着をズボンに入れ，腸骨稜の高さにベルトを合わせる．また膝関節など露出させた状態で撮影を試みる．肩峰，大転子，膝，外果などへのマーカーを貼付することで，より観察しやすくなる．

　環境を最適化するために，部屋の明るさと大きさに配慮し，長い直線を確保，床が安定していることが必要である．光の減衰に関する逆2乗の法則は，光の強さが光源からの距離の2乗に反比例する．明視画像を保持することが必要である．

　特に視野の最適さの確保を心掛けるべきである．これはカメラのズームを使うことでコントロールされる．健常歩行において，重複歩距離は身長の80％である．画面の縦横比（幅に対する縦の比）が3:4の場合，身長に対して適した歩幅から重複歩距離の1.7倍で約3歩となる．これによって全身に関して全ストライドが取り込まれる（図8-2）．

　9：16のワイドスクリーンなら歩幅では重複歩距離が1.5 mの場合で約4歩で全身が取り込まれる．視覚的に右か左のストライドが取り込まれる．ほとんどの場合ストライド長が減少する結果となるので，患者のスタートラインを調整するか，身長をもとに調整するようにズーム機能を使うとよい．

■ カメラを固定式にした場合の注意点

　理想的なビデオ撮影は，矢状面か前額面である．カメラは鉛直位に適切な面に設定される．正確な矢状面，前額面において視野の中心で捉える．どんな視野でも患者は記録することができるが，カメラ内では非常に小さな角度の範囲を歩いているため，視差という現象が生じる．視野の中心から患者が遠くなると視野を広げることができるが，それに伴い視差も減少するので歩幅が小さくみえる（図8-3）．また，視野の中

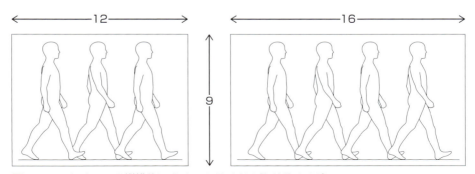

図8-2　スクリーンの縦横比によるストライドの取り込みの違い

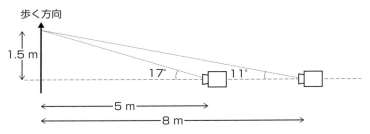

図 8-3　ストライドが 1.5 m の場合のカメラ位置から生じる視差の変化

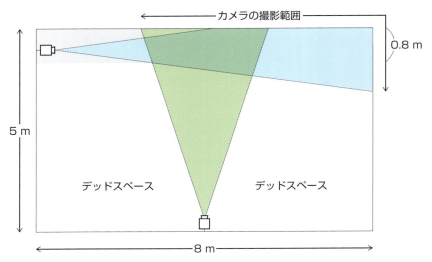

図 8-4　臨床でビデオ撮りする場合の最小限のスペース

心から外れるとレンズの凸状によって，関節角度に実測値との差が生じ，観察による読み取りが困難になる．

■ カメラを移動式にした場合の注意点

　キャスター付き三脚を用いて対象の歩行速度に合わせて移動することで，矢状面での撮影において視野の中心を一定に保つことができる．その際，カメラで全身を捉え，三脚の高さを身体重心の高さにすると，身体の上下移動を観察することができる．キャスター付き三脚がなければ，キャスター付き血圧計にカメラを手で固定して移動することで代用できる．

■ ビデオ取り込みのための部屋のセッティング

　撮影に十分な広さの部屋が常時設営できるのであれば，壁側に歩行路を作るほうがよい（図 8-4）．歩行路は 0.8 m 幅で，**床と壁の色は無色**で，平面のほうがよい．服装の色が壁の色と重ならないように留意すべきである．

■ カメラによる撮影の標準的な指標

　メルボルンのHugh Williamson Gait Laboratoryでは，ビデオにおける標準的な指標を下記のとおりに示している．

1. スクリーンを半分に分ける（左は矢状面，右は前額面）
2. 矢状面のみ
3. 矢状面での腰より下
4. 足部をクローズアップ
5. 前額面
6. 前額面での下腿中央から下

倫理的な問題として，個人情報の取り扱いに留意することが重要である．

■ ビデオ撮影に関する説明と同意書

治療と研究では異なるが説明書，同意書のサンプルを示す（表8-3）．

表8-3 ビデオ撮影に関する説明と同意書(例)

ビデオ撮りに関する説明と同意書(患者様、ご家族様)

【目的】
　日頃より当施設のご利用を頂き、誠にありがとうございます。患者様の身体がますます回復すると共に、円滑に日常生活を過ごして頂くためには、個々の職員の知識や技術を向上させていかなければなりません。このために実際のリハビリでの練習場面を分析、検討し、最良の運動を実践していきたいと考えております。つきましては、ビデオでの歩行場面の録画においてのご協力をお願いたします。

【ビデオ撮影の方法】
　撮影は患者様のご負担とならないように特別な時間を設定するのではなく、日常の歩行場面を3～5分程度撮影いたします。なるべく撮影されている雰囲気を出さないよう工夫いたします。

【個人情報の保護】
　お顔の表情が写りますが、分析以外には流出しないよう十分注意しますことを固くお誓いいたします。
また分析については個人情報が特定されないようにいたします。
施設外での使用の際は、研究発表の場であってもお顔が特定できないように画像の処理を行います。

【参加同意の撤回について】
　ビデオ撮影への協力は、患者様の自由な意思にもとづいています。同意後であっても、いつでもお断りいただけます。お断りになっても、患者様にとって不利益は生じません。

上記の内容に関して疑問などがありましたらいつでもご質問ください。また、撮影された結果は責任を持って保管します。

○○病院　○○科　責任者氏名　へ
私は、撮影について文書を用いて説明を受け、動画撮影の目的・内容などの周知方法について、十分理解しました。そこで、私の自由意思に基づいてこの撮影に協力することに同意します。

以下の条件下において、撮影に協力いたします。下記□に「レ」をお付けください。
● ビデオの使用について　　　　□　研究発表、専門雑誌(本)での掲載も良い
● 顔の露出について　　　　　　□　顔を含む映像を使用されても良い
● リハビリ中の発言について　　□　会話を含む発言を録音・使用しても良い

平成　年　月　日　　　　ご署名(本人)＿＿＿＿＿＿＿＿＿＿＿＿＿＿＿＿
　　　　　　　　　　　　　　(代諾者)＿＿＿＿＿＿＿＿＿＿＿＿＿＿＿＿

　　　　　　　　　　　　ご住所＿＿＿＿＿＿＿＿＿＿＿＿＿＿＿＿＿＿＿
　　　　　　　　　　　　ご連絡先(電話番号)＿＿＿＿＿＿＿＿＿＿＿＿＿
　　　　　　　　　　　　平成　年　月　日
　　　　　　　　　　　　説明者　氏名＿＿＿＿＿＿＿＿＿＿＿＿＿＿＿＿

　　　＜連絡・問合先＞　○○病院　○○科　住所　責任者氏名　TEL

付録1 演習問題

1 次の各相を結びなさい．

踵接地　　　　・　　　　・　初期接地（IC）
足底接地　　　・　　　　・　遊脚初期（ISw）
立脚中期　　　・　　　　・　立脚中期（MSt）
踵離床　　　　・　　　　・　荷重応答期（LR）
爪先離床　　　・　　　　・　立脚終期（TSt）
遊脚加速期　　・　　　　・　前遊脚期（PSw）
遊脚中期　　　・　　　　・　遊脚中期（MSw）
遊脚減速期　　・　　　　・　遊脚終期（TSw）

解答

踵接地　　　━━━━　初期接地（IC）
足底接地　　　　　　遊脚初期（ISw）
立脚中期　　━━━━　立脚中期（MSt）
踵離床　　　　　　　荷重応答期（LR）
爪先離床　　　　　　立脚終期（TSt）
遊脚加速期　　　　　前遊脚期（PSw）
遊脚中期　　━━━━　遊脚中期（MSw）
遊脚減速期　━━━━　遊脚終期（TSw）

2 次の相を結びなさい．

初期接地（IC）　　　・　　　　・　両脚支持期
荷重応答期（LR）　　・　　　　・　単脚支持期
立脚中期（MSt）　　・
立脚終期（TSt）　　 ・
前遊脚期（PSw）　　・
遊脚中期（MSw）　　・

解答（本文：26頁参照）

初期接地（IC）　　　　　　　両脚支持期
荷重応答期（LR）　　　　　　単脚支持期
立脚中期（MSt）
立脚終期（TSt）
前遊脚期（PSw）
遊脚中期（MSw）

3 下図の歩行相は何か？
観察肢は青色の肢です．

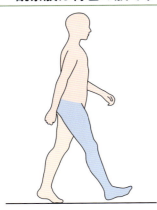

a. 立脚終期（TSt）
b. 前遊脚期の終わり
c. 遊脚終期（TSw）
d. 遊脚初期（ISw）

解答（本文：42頁参照）

c

4 下図の歩行相は何か？
観察肢は青色の肢です．

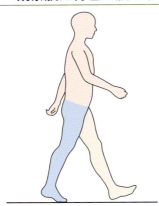

a. 立脚終期（TSt）
b. 立脚中期（MSt）
c. 荷重応答期（LR）
d. 遊脚初期（ISw）

解答（本文：35頁参照）

a

5 荷重応答期(LR)の終了は？

a. 対側肢の離床
b. 観察肢の踵が離床
c. 対側肢の IC
d. 観察肢の離床

解答 (本文：29頁参照)
a

6 立脚中期(MSt)は一歩行周期の何％～何％までの期間か？

a. 10～20％まで
b. 20～31％まで
c. 31～40％まで
d. 12～31％まで

解答
d

7 荷重応答期(LR)の始まりは？

a. 対側肢の離床
b. 対側肢の初期接地(IC)
c. 観察肢の踵が離床
d. 観察肢の初期接地

解答 (本文：29頁参照)
d

8 立脚中期(MSt)の始まりは？

a. 観察肢の離床の終わり
b. 初期の両脚支持期の終わり
c. 観察肢の踵離床
d. 対側肢の初期接地(IC)
e. 対側肢の離床

解答 (本文：32頁参照)
e

9 立脚中期(MSt)の終わりは？

a. 観察肢の離床
b. 観察肢の踵離床
c. 対側肢の離床
d. 対側肢の初期接地(IC)
e. 対側肢の足離床

解答 (本文：32頁参照)
b

10 荷重応答期は一歩行周期の何%〜何%までの期間か？

a. 10〜12%
b. 0〜2%
c. 12〜21%
d. 0〜12%
e. 10〜20%

解答
d

11 次の方程式が成り立つのはどれか？

a. 重複歩距離＝歩いた距離(m)×2.5/要したステップ数
b. 速度(m/分)＝ケイデンス(歩数/分)×重複歩距離(m)
c. 距離(m)×時間(秒)＝m/分
d. 速度(m/秒)＝歩いた距離(m)/時間(秒)
e. 距離(m)/〔時間(秒)×60〕＝m/分

解答（本文：112頁参照）
d

12 歩行分析でのロッカーの意味は？

a. 戸棚の構造
b. "揺りてこ"のメカニズム
c. ウインドラス機構
d. トラス機構

解答（本文：18頁参照）
b

下方へ向かっていこうとする身体重量は前方への動きに変換される．そのためには踵骨と足関節，中足骨趾節関節の対応が必要な条件となる．複雑な力の変換のプロセスはロッカー機能，いわゆる"揺りてこ"のメカニズムに基づいている．

13 歩行分析でのトルクの意味は？

a. 腱にかかった力を平行四辺形で表したもの
b. 歩行分析でのトルクはMでトルクはF(力)×2R(半径)の計算を意味する．
c. トルクは関節に作用する回転力である．単位Fは力である．
d. トルクは関節に作用する回転力である．単位はNmである．

解答
d

14 遊脚初期（ISw）で膝関節を屈曲60°させる筋は？

a. 半腱様筋，半膜様筋，大腿二頭筋（長頭）
b. 縫工筋，薄筋，大腿二頭筋（短頭）
c. 半腱様筋，半膜様筋
d. 半膜様筋，大腿二頭筋（長頭）

解答（本文：39頁参照）
b

15 立脚終期（TSw）で股関節の安定性に関与する筋は以下のどれか？

a. 大殿筋（上部）
b. 大殿筋（下部）
c. 中殿筋
d. 大腿筋膜張筋
e. 大腿直筋

解答（本文：36頁参照）
d

16 歩行時の空間パラメータの定義で正しいものは？

a. ケイデンスとは，キロあたりのステップ数である
b. 重複歩距離とは，分あたりのステップ数である
c. ケイデンスとは，ステップ長の2倍の長さである
d. 重複歩距離とは，ステップ長の2倍の長さである

解答（本文：111頁参照）
d

17 健常成人が歩行速度を上げた場合の変化で正しいのはどれか．2つ選べ．

a. 歩隔の拡大
b. 歩行率の増加
c. 重複歩距離の増加
d. 両脚支持期の延長
e. 重心の左右移動の増加

解答（本文：112 頁参照）
b，c

18 左足の歩幅が短いのは，次の原因で該当するのはどれか．

a. 左股関節伸展制限
b. 右ハムストリングスの過緊張
c. 右股屈曲筋の筋力低下
d. 右足底屈筋の筋力低下

解答（本文：112 頁参照）
d

a，b，c は右足の歩幅短縮の原因（Winter 1985）

左足の歩幅とは右の踵接地に続いて起こる左の踵接地の距離

19 右股関節の可動域を表に示す．予測される歩行時の特徴はどれか．

部位	運動方向	他動可動域
股（右）	屈曲	90°
	伸展	−15°
	外転	0°
	内転	15°

a. 左の Trendelenburg 徴候
b. 上肢の振り幅の増加
c. 左の歩幅の減少
d. 腰椎後弯
e. 右鶏歩

解答（本文：56 頁参照）
c

20 過度な足背屈の症例において，影響される機能的課題，主な原因と二次的原因，および関連した逸脱動作について説明せよ．

機能的課題		荷重の受け継ぎ(WA)		単脚支持(SLS)		遊脚前進(SLA)			
機能的達成項目		衝撃緩衝 前方への前進 安定性		前方への前進 安定性		足部クリアランス 下肢前進			
相		IC	LR	MSt	TSt	PSw	Isw	MSw	TSw
意義		✓	✓	✓	✓				
主な原因	運動制御	・股関節伸展筋不足 ・膝屈筋痙縮		・大腿四頭筋筋力はあるが 　下腿三頭筋の筋力不足　→					
	ROM	・足関節背屈拘縮		→					
	固有受容器	・足関節固有受容器の障害		→					
	疼痛	・足関節の疼痛 ・水腫を伴う膝痛		→ ・前足部痛（フォアフット 　ロッカーを避けるため）					
二次的原因		・過度な股関節，膝の屈曲		→ 対側下肢の地面までの長さ の不足					
関連した逸脱動作		・過度な股関節屈曲 ・過度な膝屈曲 ・体幹の前傾		→ → → ・踵離れなし ・足趾の不十分な伸展					

解答（本文：76頁参照）

過度な足背屈の場合，荷重の受け継ぎと単脚支持に影響を与える．主原因と二次的原因，関連した逸脱動作については上記の表を参照．

21 次の症例を読んで答えよ．

設問
1 記載された情報に基づき歩行分析全身様式のチェックシート(5章71頁)を作成せよ．
2 理学療法介入についての方針を述べよ．

既往歴

70歳代，独身女性．右人工股関節置換術後3週目である．家の玄関で転倒し大腿骨頸部骨折となり手術が施行された．現在は院内ではT字杖で独歩可である．糖尿病の既往(50歳代)があり，インスリン注射でコントロールされている．心疾患の既往はない．運動はあまり行っておらず，手芸が趣味で日中のほとんどの時間は座っている．
愛想がよく近所付き合いが良好である．身長155 cm，体重70 kgである．

検査結果

■他動関節可動域検査の結果

		左	右
股関節	屈曲	正常	40°
	伸展	正常	10°
	外転	正常	20°
	内転	正常	検査せず
	内旋	正常	検査せず
	外旋	正常	20°
膝関節	伸展	正常	0°
	屈曲	正常	120°
足関節	背屈	正常	10°
	底屈	正常	45°
	内がえし	正常	5°
	外がえし	正常	20°

■徒手筋力検査の結果

		左	右
股関節	屈曲	G	F
	伸展	G	P
	外転	G	P
	内転	G	F⁺
	内旋	G	検査せず
	外旋	G	G⁻
膝関節	伸展	G	G⁻
	屈曲	G	G⁻
足関節	背屈	G	P
	底屈	G	G⁻
	内反	G	F
	外反	G	F⁺
足趾	伸展	G	P
	屈曲	G	G⁻

■感覚検査の結果

	右下肢の内側面	第Ⅰ・Ⅱ趾
触覚	5	5
温度覚	5	5
深部感覚	4	4

1. 完全：正常 2. 低下：反応の遅延 3. 過敏：感度の増加 4. 鈍麻：刺激の不十分な知覚
5. 消失：反応なし

全身所見
右足底表面の内側に面積 0.7×6.0 cm，深さ 1.5 mm の潰瘍がある．

自立度機能評価 FIM
移動 6 点

解答（本文：71 頁参照）
問題点は以下である．
- 可動域制限：右股関節と足関節
  　右股関節（外転，屈曲，伸展），足関節（背屈，内反）
- 筋力低下：右股関節と足関節
  　右股関節（外転，屈曲，伸展），足関節（背屈，内反），足趾伸展
- 感覚低下：右下肢と足趾
- 潰瘍：右足底内側
- 肥満

1 これらの機能的な情報からチェックシートを作成すると以下のとおりとなる．
右立脚期前半での足関節の過度な底屈，これによる副次的な動きとしての膝関節伸展によって衝撃吸収が不十分となる．さらに股関節外転筋低下によって体幹の不安定性が認められる．体幹の後方傾斜は右股関節伸展筋力低下を代償している．立脚終期（TSt）での不十分な足趾伸展による副次的な動きとして踵離れなしが生じる．これは下腿三頭筋の筋力低下によるものではない．時間と距離に関しては左立脚相の延長と右立脚相の短縮，左右の歩幅の非対称性，歩行速度の低下が認められる．

2 患者は潰瘍に対する治療を求め，足底圧を減少，分散させる靴の処方が適用されるかもしれない．また，股関節，足関節，足趾の周囲筋の筋力増強運動を実施するべきである．
しかし，糖尿病性の末梢神経症状により，足背屈筋と足趾伸展筋の筋力低下は不可逆的である．毎日の運動プログラムの実施と，体重コントロールを推奨する．補助具や足底圧を分散させる下腿装具と筋力増強が，逸脱動作（過度な底屈，体幹の後方傾斜と側屈，骨盤の落ち込み），歩行の時間と距離の変数を改善するかを判定するために歩行分析を繰り返す．特に立脚初期での体幹の後方傾斜や側屈の代償的な動きの程度，荷重応答期での副次的な動きとしての膝伸展の状態を着目する．

歩行分析全身様式

観察肢　L ☐
　　　　R ☑

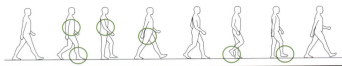

印象	力強い 弱い◯	勢い ない◯	安定 してない	軽い 重い◯	滑らか でない	安定 してない	大きい 小さい◯	
機能的課題	荷重応答		単脚支持		遊脚肢の振り出し			
歩行相	IC	LR	MSt	TSt	PSw	ISw	MSw	TSw

		項目	IC	LR	MSt	TSt	PSw	ISw	MSw	TSw
体幹		前後傾斜：後/前			✓	✓				
	*	側方傾斜：右/左			✓	✓				
		回旋：後/前								
骨盤	*	引き挙げ								
		傾斜：後/前								
		前方回旋の不足								
		後方回旋の不足								
		過度な前方回旋								
		過度な後方回旋								
	*	同側の落ち込み								
	*	反対側の落ち込み			✓	✓				
股関節	*	屈曲：減少								
	*	過度								
		伸展：減少				✓				
		パーストレトラクト								
	*	回旋：内旋/外旋								
	*	内転/外転								
膝関節		屈曲：減少		✓						
		過度							✓	
		伸展：減少								
		動揺								
		過伸展								
		伸展スラスト								
	*	内反/外反								
		反対側の過度な屈曲								
足関節	*	前足部の接地								
		全足底接地								
		フットスラップ								
		過度な底屈		✓				✓	✓	✓
	*	過度な背屈								
	*	内反/外反								
		踵離地								
		踵離地なし					✓			
		引きずり								
		反対側の伸び上がり								
足趾	*	挙上								
		不十分な伸展					✓			
		クロウトゥ/ハンマートゥ								

☐：印象に影響を与え，かつ歩行のメカニクスに意義のある逸脱した動きが認められる
☐：歩行のメカニクスにおける意義のある逸脱した動きが認められる
☐：逸脱動作が起こる可能性があるが，機能的な問題には影響しない
☐：異常は起こらない

＊：前額面からの方が観察しやすい逸脱した動き

Observational Gait Analysis Handbook. p72, Gait Analysis：Full Body.（※許可を得て一部改変して掲載）

付録2　練習用カード

　歩行相の名称，関節角度，筋活動を覚えるために，カードを並べて練習をするとよい．初期接地(IC)から遊脚終期(TSw)までの順番で，なるべく早く並べられるように繰り返す．数回で終わらず毎日繰り返すことで，歩行相での関節の動きの変化が瞬時にわかるようになる．実際の観察の場面での関節の動きを識別するには，健常な動きの変化を十分に認識する練習が必要である．

　練習用カードのページをコピーし，歩行相，絵，関節角度／筋名のカードを切り抜き，厚紙に張る．カードをバラバラに置き，まず，絵のカードを初期接地(IC)から順に並べ，その下に歩行相名，関節角度，筋名のカードを入れていく．おおよそ1分以内を目標に完成できるように練習する．

初期接地 initial contact：IC	前期遊脚 pre-swing：PSw
荷重応答期 loading response：LR	遊脚初期 initial swing：ISw
立脚中期 mid stance：MSt	遊脚中期 mid swing：MSw
立脚終期 terminal stance：TSt	遊脚終期 terminal swing：TSw

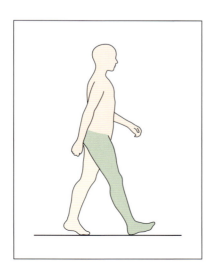
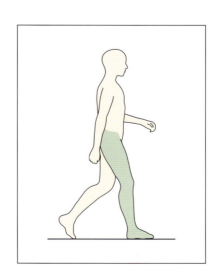

付録 2　練習用カード

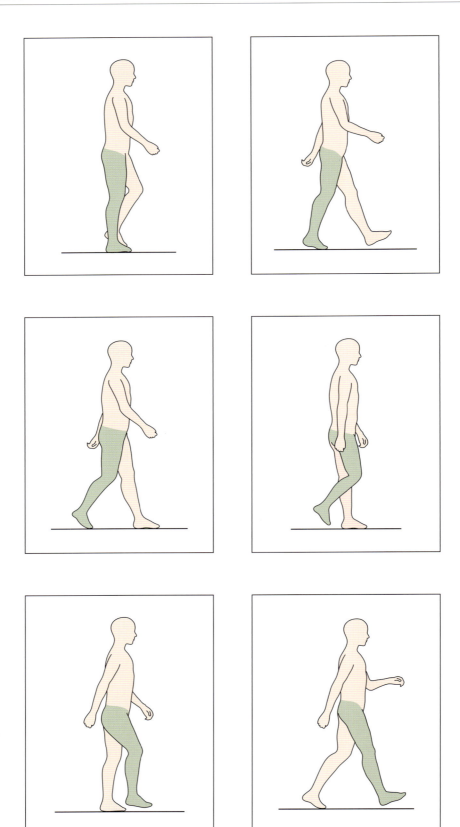

股関節　　20°　　屈曲 膝関節　　 5°　　屈曲 足関節　　 0°	股関節　　10°　　伸展 膝関節　　40°　　屈曲 足関節　　15°　　底屈
股関節　　20°　　屈曲 膝関節　　15°　　屈曲 足関節　　 5°　　底屈	股関節　　15°　　屈曲 膝関節　　60°　　屈曲 足関節　　 5°　　底屈
股関節　　 0° 膝関節　　 5°　　屈曲 足関節　　 5°　　背屈	股関節　　25°　　屈曲 膝関節　　25°　　屈曲 足関節　　 0°
股関節　　20°　　伸展 膝関節　　 5°　　屈曲 足関節　　10°　　背屈	股関節　　20°　　屈曲 膝関節　　 5°　　屈曲 足関節　　 0°
股関節　伸展筋群 膝関節　大腿四頭筋 足関節　脛骨前面の筋群	股関節　内転筋群 膝関節　筋活動なし 足関節　筋活動なし
股関節　伸展筋群と外転筋群 膝関節　大腿四頭筋 足関節　脛骨前面の筋群	股関節　屈筋群 膝関節　屈筋群 足関節　脛骨前面の筋群
股関節　外転筋群 膝関節　大腿四頭筋　初期のみ 足関節　下腿三頭筋	股関節　初期には屈筋群ハムストリングス 膝関節　屈筋群 足関節　脛骨前面の筋群
股関節　筋活動なし 膝関節　筋活動なし 足関節　下腿三頭筋	股関節　ハムストリングス 膝関節　大腿四頭筋 足関節　脛骨前面の筋群

歩行分析全身様式

観察肢　L ☐
　　　　R ☐

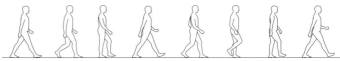

		印象	力強い 弱い	勢い ない	安定 してない	軽い 重い	滑らか でない		安定 してない	大きい 小さい
		機能的課題	荷重応答		単脚支持		遊脚肢の振り出し			
		歩行相	IC	LR	MSt	TSt	PSw	ISw	MSw	TSw
体幹		前後傾斜：後/前								
	＊	側方傾斜：右/左								
		回旋：後/前								
骨盤	＊	引き挙げ								
		傾斜：後/前								
		前方回旋の不足								
		後方回旋の不足								
		過度な前方回旋								
		過度な後方回旋								
	＊	同側の落ち込み								
	＊	反対側の落ち込み								
股関節	＊	屈曲：減少								
	＊	過度								
		伸展：減少								
		パーストレトラクト								
	＊	回旋：内旋/外旋								
	＊	内転/外転								
膝関節		屈曲：減少								
		過度								
		伸展：減少								
		動揺								
		過伸展								
		伸展スラスト								
	＊	内反/外反								
		反対側の過度な屈曲								
足関節	＊	前足部の接地								
		全足底接地								
		フットスラップ								
		過度な底屈								
	＊	過度な背屈								
	＊	内反/外反								
		踵離地								
		踵離地なし								
		引きずり								
		反対側の伸び上がり								
足趾	＊	挙上								
		不十分な伸展								
		クロウトゥ/ハンマートゥ								

☐：印象に影響を与え，かつ歩行のメカニクスに意義のある逸脱した動きが認められる
☐：歩行のメカニクスにおける意義のある逸脱した動きが認められる
☐：逸脱動作が起こる可能性があるが，機能的な問題には影響しない
☐：異常は起こらない
＊：前額面からの方が観察しやすい逸脱した動き

Observational Gait Analysis Handbook. p72, Gait Analysis：Full Body.（※許可を得て一部改変して掲載）

■ 参考文献

第1章

Kirtley C, Whittle MW, Jefferson RJ：Influence of walking speed on gait parameters. J Biomed Eng 7：282-288, 1985

R.J. et P.Ducroquet（著），鈴木良平（翻訳）：歩行と跛行―正常および病的歩行の研究．医歯薬出版，1973

内山靖：臨床における動作分析の進め方．標準理学療法学―専門分野臨床動作分析，pp46-52，医学書院，2000

小川紘一，森政弘，他：ものの動きに関する感情分析．人間工学 25：243-251, 1989

金田幸子，成瀬九美：第5章 速度調整研究の応用．動きの速さが観察者の印象評価と再現動作に与える影響．身体的コミュニケーションとしての動作速度調整に関する生理心理的検討．pp49-61, 奈良女子大学学術情報リポジトリ，2006

阪田真己子：身体表現における感性情報の認知に関する研究．Kobe University Repository, 2002

佐々木康成：感情に基づいた歩行動作の識別について．感情心理学研究 12：56-61, 2005

佐藤映：心理臨床における非言語的な〈動き〉の意味について．京都大学大学院教育学研究科紀要 60：343-355, 2014

神宮英夫：印象測定の心理学―感性を考える．pp2-15, 川島書店，1996

田中雅人：言語的コード化された情報による動きの調節．愛媛大学教育学部紀要 59：149-159, 2012

田中雅人：運動を表象化することばと運動のリズム．愛媛体育学研究 7：17-26, 2004

益子行弘：表情の変化と文脈が笑顔の認知に与える影響．人間科学研究 19：57, 2006

宮下充正，他：健康運動実践指導者用テキスト．pp162-167, 南江堂，2001

森岡正芳：「行動」概念の構成 心理臨床場面における身体の可能性．臨床心理学 4：318-322, 2004

第2章

Elfman H：The functional structure of the lower limb. In：Klopsteg PE, Wilson PD, eds. Human limbs and their substitutes. New York, McGraw Hill, 1954

Perry J, Burnfield JM, 武田功（統括監訳）：ペリー 歩行分析 正常歩行と異常歩行 原著第2版．医歯薬出版，2012

Saunders JB, Inman VT, Eberhart HD：The major determinants in normal and pathological gait. J Bone Joint Surg Am 35：543-558, 1953

矢田部英正：たたずまいの美学 日本人の身体美学．中央公論新社，2011

第3章

Lee D, Kim Y, Yun J, et al：A comparative study of the electromyographic activities of lower extremity muscles during level walking and Pedalo riding. J Phys Ther Sci 28：1478-1481, 2016

Krebs DE, Edelstein JE, Fishman S：Reliability of observational kinematic gait analysis. Phys Ther 65：1027-1033, 1985

McGinley JL, Goldie PA, Greenwood KM, et al：Accuracy and reliability of observational gait analysis data：Judgments of push-off in gait after stroke. Phys Ther 83：146-160, 2003

Miyazaki S, Kubota T：Quantification of gait abnormalities on the basis of a continuous foot-force measurement：correlation between quantitative indices and visual rating. Med Biol Eng Comput 22：70-76, 1984

Saleh M, Murdoch G：In defense of gait analysis. J Bone Joint Surg Br 67：237-241, 1985

Winter DA：Biomechanics and motor control of human gait. Waterloo：Univ Waterloo Pr, 1991

Winter DA, White SO：Cause-effect correlations of variables of gait. Biomech. X,Umea,Sweden,1985

盆子原秀三，山本澄子：観察による歩行分析の信頼性と正確性．理学療法科学 23：747-752, 2008

第4章

Observational Gait Analysis：Los Amigos Research & Education Center

Whittle MW：Gait Analysis：An introduction 4th. Butterworth Heinemann, Elsevier, 2007

第5章

Observational Gait Analysis：Los Amigos Research & Education Center

第6章

川喜田二郎：発想法 改版 創造性開発のために，中公新書，2017

川喜田二郎：続・発想法―KJ法の展開と応用，中公新書，1970

第8章

オサリバン/シュミッツ(編集)，相川英三，乗松尋道，盆子原秀三(監訳)：オサリバン/シュミッツ リハビリテーション 評価と治療計画，西村書店，2014

付録

Richard WB：Measuring Walking：A Handbook of Clinical Gait Analysis, pp88-99, Mac Keith Press，2013

索引

数字・欧文

1歩　111
3分間　114
6分間歩行検査　114

A
ankle push-off　24
ankle Rocker　31
anterior trunk bending　51
automatic coupling　29

C
circumduction　64
clawed toes　59
contralateral vaulting　59
critical flicker-fusion frequency(CFF)　21

D・E
drop foot　65, 73
extension thrust　47, 100

F
first rocker　18, 27, 29
foot Clearance　40
foot Reach　41
foot-flat contact　47
foot-slap　47
forefoot contact　46
forefoot rocker　20, 34

G
Gait Abnormality Rating Scale(GARS)　115
gait cycle　111

H
hammered toes　59
heel First Contact　27
heel off　58
heel pivot　18
heel Rocker　27, 29
heel transient　18
hip hiking　64

I
initial contact(IC)　7, 27
initial swing(ISw)　9, 39

K・L
Knee in 現象　77
lift off　39
loading response(LR)　8, 29

M
mid stance(MSt)　8, 31
mid stance rocker　20
mid swing(MSw)　9, 40
Modified GARS　115

O
O. G. I. G 歩行分析基本データ・フォーム　69
Observational Gait Instructor Group(O. G. I. G)　69

P・R
past retract　61
posterior trunk bending　52
pre-swing(PSw)　8, 36
push-off　24
rocker　18

S
second rocker　20, 31
Single Limb Support(SLS)　5
step　111
step length　111
steppage　65
stride　111
stride length　111
swing Limb Advancement(SLA)　5

T
terminal contact　36
terminal stance(TSt)　8, 34
terminal swing(TSw)　9, 41
third rocker　20, 34

toe drag　59
trailing limb　16, 34

V・W
vaulting　65
Weight Acceptance（WA）　5
Wisconsin Gait Scale（WGS）　115
wobbles　47

和文

あ
アンクル・プッシュオフ　24
アンクルロッカー　20
足継手　108
安定している / いない　31, 52

い
イニシャル・コンタクト　7, 27
イニシャルスイング　9, 39
移動　18
意気消沈歩行　3
勢いがある / ない　26, 45
一歩行周期　4
逸脱した動き　44

う
運動学習　110
運動連鎖　29

え
エクステンション・スラスト　100
エネルギー消費　12
円滑さ　58
遠心性収縮　20
鉛直位　27

お
大きい　36
重い　31, 52

か
下垂足　64, 73, 83, 93
下腿三頭筋　104
加速　16
加速度　16
荷重応答期　8, 29
荷重の受け継ぎ　5, 26

過伸展　51
外的トルク　51
外反トルク　31
踵接地　45
踵離れ　58, 66
軽い　31, 52
慣性力　1
関節運動の制限　44

き
ぎこちない　36
基準線　3
脚長差　108
距離変数　112
共同運動　83
協調性不全　44
筋力増強　103
筋力低下　44

く
クリアランス　41, 82
クリティカルイベント　25, 69, 73
クロートゥ　59
駆動源　18

け
ケイデンス　112
鶏歩　65, 93
健常歩行　10
減速　16

こ
コンパスゲイト　10
股関節外転トルク　32
股関節伸展角度　24
股関節伸展トルク　27
抗重力位　104
骨盤の引き上げ　64

し
支持基底面　104
視差　117
自動段階　110
時間変数　112
幸せ歩行　3
膝関節屈曲拘縮　103
膝屈曲角度　24
重心　16

重心動揺　12
初期接地　7, 27
衝撃吸収　16
身体重心　104
身体重心移動　10
伸展スラスト　47
伸展トルク　51

す
ストレッチ　103
水平回旋　27
推進力　1

せ
正中位　27
尖足　65
全足底接地　47, 66
前足部接地　46, 66
前足部の外転位　98
前遊脚期　8, 36

そ
装具療法　103
足角　98
足関節底屈角度　24
足底屈拘縮　103
足底のクリアランス　40
足背屈運動　104
足部クリアランス　58

た
ターミナルスイング　9, 41
ターミナルスタンス　8, 34
対側の伸び上がり　59
体幹　42
　──の回旋　42
　──の後傾　52
　──の前傾　51
　──の側屈　43
大殿筋　53, 104
単脚支持　5, 26, 31
短下肢装具　67, 108

ち
小さい　36
力強い　26, 45
長下肢装具　106
重複歩　111

重複歩距離　111

つ・て
墜落跛行　96
底屈モーメント　24

と
トゥドラッグ　59, 66
トゥファースト　46
トレイリングリム　16, 34
疼痛　44
動揺　47

な
内的トルク　27
内転トルク　98
内反トルク　31
滑らか　36, 58

に・の
認知段階　110
伸び上がり　65

は
ハムストリングス　29, 53, 104
ハンマートゥ　59
パーストレトラクト　61
パッセンジャー　16
背屈角度　18

ひ
ヒールロッカー　18, 29
ヒラメ筋　104
非対称性のリズム障害　100
腓骨神経麻痺　73, 93
膝折れ　51, 104
膝伸展スラスト　66
膝伸展トルク　25
評価バッテリー　115

ふ
フォアフットロッカー　20
フットスラップ　47, 82
フットフラットコンタクト　47
ブリッジ運動　106
プッシュオフ　96
プレスイング　8, 36
不快感　44

不規則なリズム障害　100
副次的な動き　44, 66
分廻し歩行　64, 99

へ

片脚支持　8
片麻痺　99
変形性膝関節症　80

ほ

歩行周期　4, 111
歩行速度　16, 112
歩行能力　114
歩行分析基本データ・フォーム　69
歩行率　112
歩幅　12, 111
歩容　109, 114
補高　18

み

ミッドスイング　9, 40
ミッドスタンス　8, 31

ゆ

有痛性逃避歩行　100
遊脚終期　9, 41
遊脚初期　9, 39
遊脚前進　5, 26, 36

遊脚中期　9, 40
床反力　98
床反力ベクトル　28, 51

よ

洋式歩行　1
腰椎前弯の増強　56
腰部脊柱管狭窄症　77
弱々しい　26, 45

り

リズム障害　100
立脚安定性　18
立脚終期　8, 34
立脚中期　8, 31
臨界フリッカー融合頻度　21

れ

レバーアーム　98
連合段階　110

ろ・わ

ローディングレスポンス　8, 29
ローヒール　46, 104
ロールオフ　24
ロコモーター　16
ロッカーファンクション　18
和式歩行　2